D1984492

Mayr/Stossier

Die Candida-Diät

Peter Mayr
Dr. med. Harald Stossier

Die Candida-Diät

Über 100 Rezepte: Endlich Schluss mit Darmpilzen

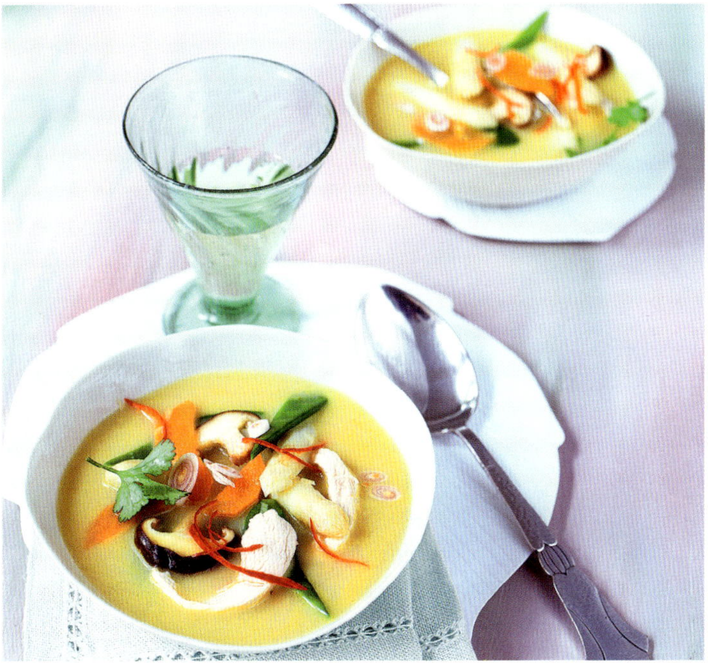

TRIAS

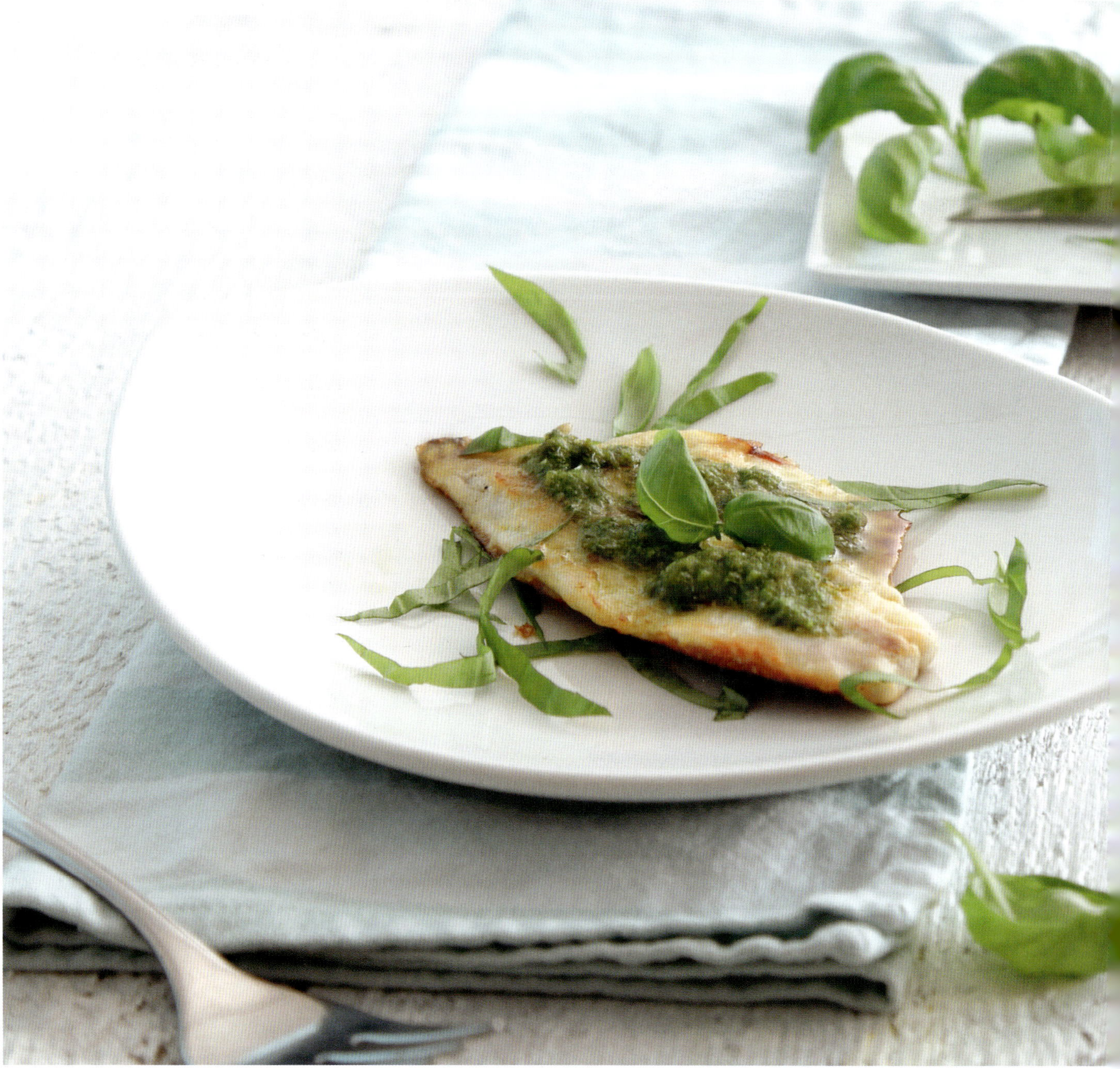

INHALT

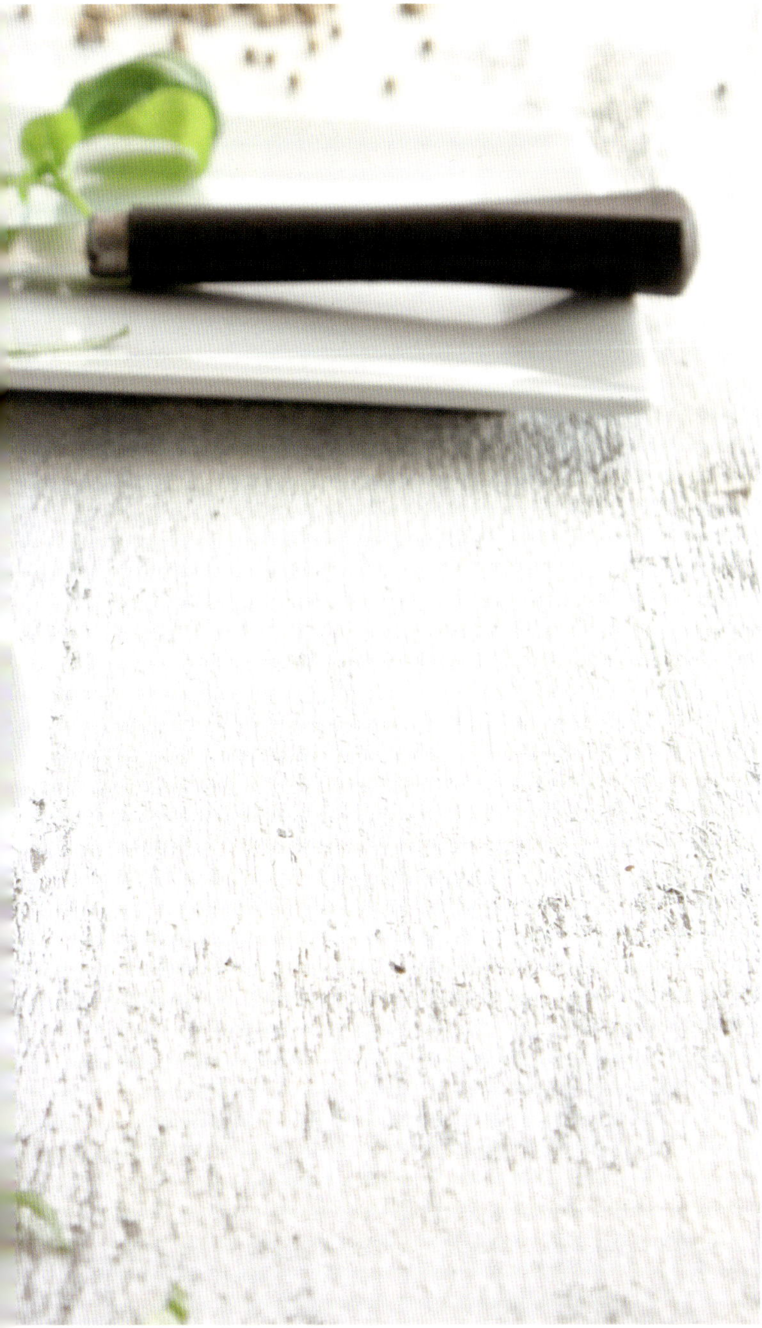

◀ **Fischfilet mit Basilikum, S. 67**

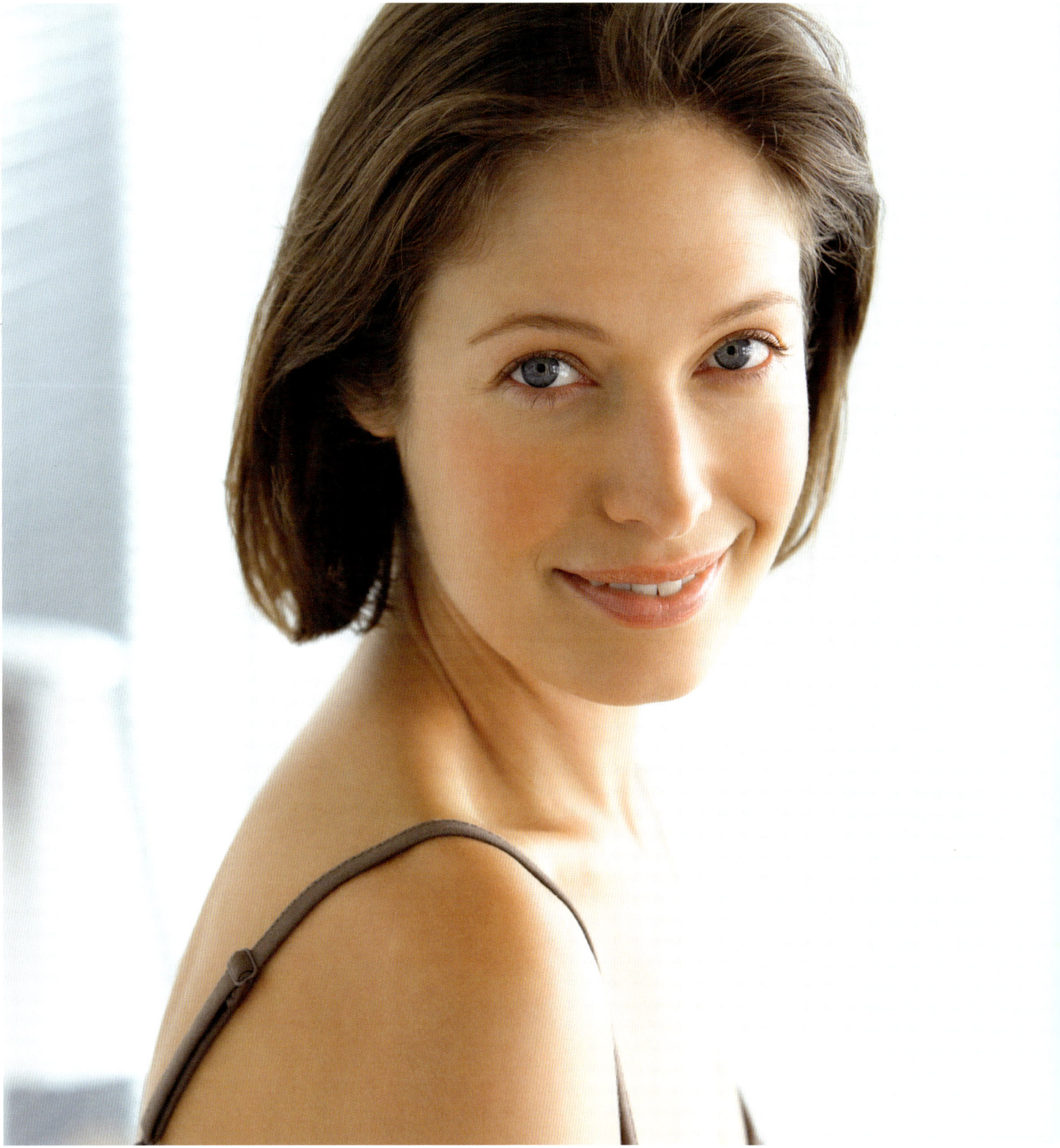

Liebe Leserinnen und Leser…

… vor einigen Jahren ist die Medizin von einer richtigen »Candida-Welle« erfasst worden. Bei allen Kongressen und Tagungen wurde davon berichtet, viele kontroverse Diskussionen geführt – aber nach kurzer Zeit sind alle zum Alltag zurückgekehrt. Was von der Euphorie blieb, ist nur die Tatsache, dass die Candidamykose nach wie vor häufig ist. Es war sicher übertrieben, dass im Zuge der Candida-Hysterie nahezu alle Beschwerden einer Pilzbelastung zugerechnet wurden. Aber ebenso ist es jetzt eine Vernachlässigung und Ignoranz, bei typischen Beschwerden nicht an eine Candidamykose zu denken.

Somit hat sich an der Aktualität des vorliegenden Buches seit der 1. Auflage nichts geändert. Das Diagnose- und Behandlungskonzept hat vom Grundsatz her nach wie vor Gültigkeit und wurde lediglich erweitert und aktualisiert. Im Laufe der Jahre haben sich die Erfahrungen mehr als bestätigt.

Eine Pilzerkrankung stellt einen Einschnitt im Leben dar. Ist es dem Pilz durch verschiedene Lebensumstände gelungen, Krankheitscharakter zu erlangen, so muss sich die Ernährungs- und Lebensweise ändern. Diese Umstellung dauert in der Regel 4–6 Wochen, sollte aber auch nicht länger dauern. Es darf aber nicht bei einer zeitlich begrenzten »Diät« bleiben, sondern das Leben muss sich dadurch dauerhaft verändern. Ansonsten kehrt die Erkrankung unweigerlich zurück. Es gibt nämlich keine Immunität gegen Pilze. Die individuellen Stressbelastungen sollten so verändert werden, dass sie das Immunsystem nicht mehr überfordern. Neben der Ernährung sind hier vor allem emotionale Belastungen von Bedeutung.

Die Candida-Diät ist auch eine Zeit der persönlichen Reflexion und Bewährung. Unweigerlich werden alte Gewohnheiten auf ihre Sinnhaftigkeit hinterfragt und gegebenenfalls verändert. Solche Veränderungen brauchen Anleitung. Daher empfehlen wir, die Pilztherapie in Begleitung eines fachkundigen Arztes durchzuführen. Der Erfolg wird Sie überzeugen.

In der vorliegenden Neuauflage wurden die Rezepte grundlegend überarbeitet – sie sind nun noch übersichtlicher gestaltet und noch einfacher nachzukochen. Die Rezepte sind alltagstauglich, bieten Abwechslung und viele Abwandlungsmöglichkeiten. Wir verwenden preiswerte Zutaten, die überall erhältlich sind. Viele der verwendeten Lebensmittel bekämpfen den Pilz direkt. Von vegetarischen Gerichten über unkomplizierte Fleisch- und Fischgerichte ist alles dabei – unsere mehrfach erprobten Rezepte gelingen jedem Hobbykoch!

Lassen Sie sich zum Nachkochen anregen. Sie werden überzeugt sein, denn die Gerichte schmecken lecker und Sie werden sich viel wohler fühlen. Es geht nämlich nicht darum, den Pilz »auszuhungern«, sondern die Erkrankung zum Anlass zu nehmen, den eigenen Lebensweg in Richtung Gesundheit zu gestalten. Dabei soll Ihnen – verehrte Leserin und verehrter Leser – das vorliegende Buch Anleitung und Hilfe sein.

Viel Erfolg und guten Appetit
wünschen Ihnen

Peter Mayr und Dr. med. Harald Stossier

Kärnten, im Februar 2013

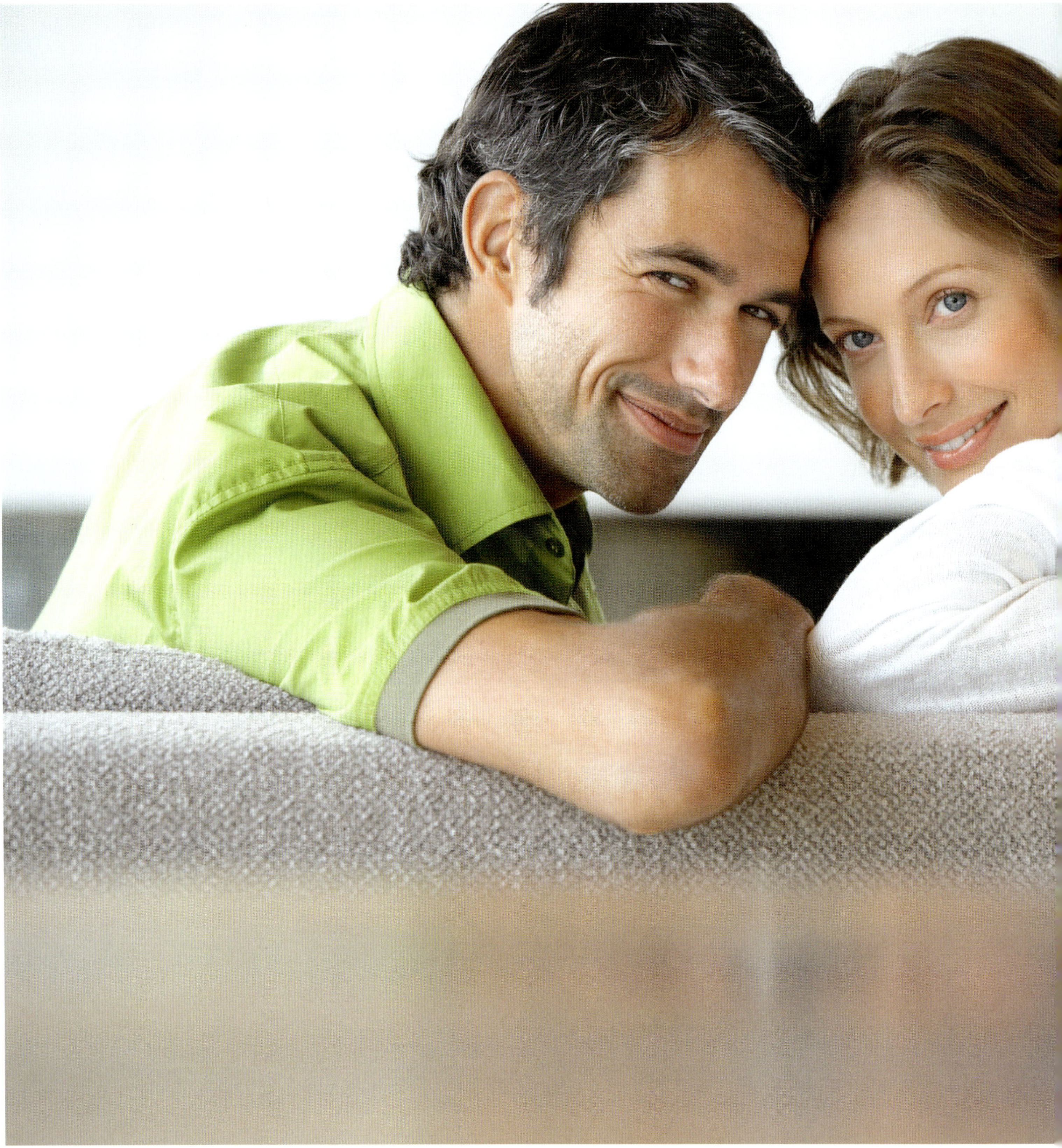

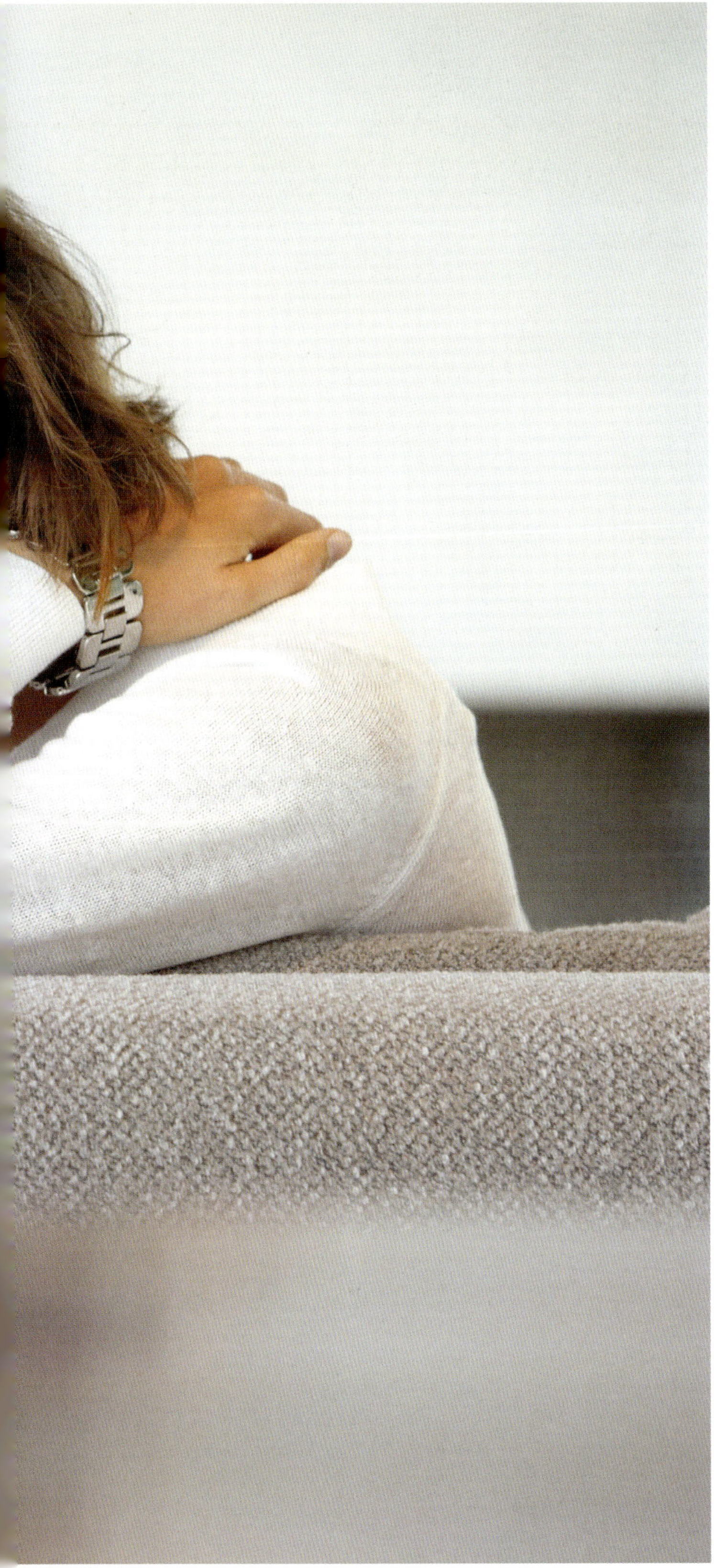

Was ist eine Pilzerkrankung?

Viele der heutigen Lebensumstände verursachen Stress und bringen uns, unseren Körper und insbesondere den Verdauungstrakt aus dem Gleichgewicht. Dies fördert die Besiedlung mit unerwünschten Pilzen wie Candida albicans. In diesem Kapitel erfahren Sie, welche Ursachen Pilzinfektionen haben und wie sie behandelt werden können.

Candidamykose, was ist das?

Eine Pilzerkrankung zeigt an, dass das natürliche Gleichgewicht im Organismus gestört ist. Die Abwehrlage des Einzelnen ist für das Auftreten von Pilzerkrankungen entscheidend. Die zunehmende Überlastung des Immunsystems erhöht bei vielen Menschen die Anfälligkeit für Pilzinfektionen.

Wir leben nicht in einer sterilen Umwelt. Bakterien, Viren, Parasiten, Pilze und vieles mehr sind Teil einer natürlichen Symbiose. Diese Symbiose ist auch für den Menschen von besonderer Bedeutung. Im Verdauungsapparat etwa unterstützen verschiedene Bakterien die Verdauungsvorgänge.

Das gesunde Zusammenspiel all dieser Lebewesen – inklusive Mensch – bezeichnen wir als natürlich. Dabei hat jeder seine Aufgaben zu erfüllen, und es wird peinlich genau auf Aufgabentrennung geachtet. Pilze haben in der Natur die Aufgabe, »Absterbendes« zu beseitigen. Eine Aufgabe, die für die Pilzerkrankung von Bedeutung ist – doch dazu später mehr.

Ist das natürliche Gleichgewicht der verschiedenen Lebewesen gestört, können sich einzelne Arten von Mikroorganismen auf Kosten der anderen stark vermehren – beispielsweise Pilze. So kann es zu einer Candidamykose kommen: einer Infektion mit Hefepilzen der Gattung Candida, die auch als Candidose oder Pilzerkrankung bezeichnet wird. Pilzerkrankungen stehen immer in unmittelbarem Zusammenhang mit einer Schwäche oder einer Überlastung des Immunsystems. Ein intaktes Immunsystem dagegen wehrt krank machende Einflüsse ab – also auch Pilze. Die Candidamykose ist immer als Symptom dieses Ungleichgewichtes zu sehen und nicht als Ursache. Aufgrund der engen Verknüpfung von Immunsystem und Verdauungsapparat handelt es sich häufig um einen Darmpilz.

Wir stellen heute immer häufiger fest, dass es einerseits zu einer Zunahme von Darmverpilzungen kommt und andererseits der Gesundheitszustand der Bevölkerung gerade in den letzten Jahren deutlich abgenommen hat. Diese Tendenz hat mehrere zum Teil eng miteinander zusammenhängende Ursachen.

Im Folgenden interessieren uns die Faktoren, die unser Immunsystem schwächen. Denn: In der Vermeidung beziehungsweise in der Beseitigung dieser Schwächen liegt der Schlüssel zur Vorbeugung und Behandlung einer Pilzerkrankung.

Wenn das Immunsystem überlastet ist

Es gibt eine Anzahl immunschwächender Faktoren, die das Auftreten einer Pilzerkrankung begünstigen. Dazu gehören:

- schlechte Ernährung, da sie letztlich den Darm vergiftet,
- ein Mangel an Mineralien, Vitaminen und Spurenelementen,
- Schwermetallbelastungen durch Amalgam, Blei oder Cadmium,
- Umweltschadstoffe, -belastungen und -gifte (wie Pestizide),
- lang andauernder starker Stress,
- emotionale Belastung,
- medikamentöse Therapie durch Antibiotika, Cortison und Hormone.

Der Zusammenhang zwischen Immunsystem und Pilzerkrankung wird in der Medizin häufig unterschätzt. Der Haut- oder der Vaginalpilz werden lediglich als lokale Erkrankung gesehen und entsprechend behandelt. Bisher achten Ärzte nur in der Intensivmedizin bei offensichtlich immungeschwächten Personen auf Pilzinfektionen. Doch auch bei chronischen Erkrankungen wie Alterszucker, Krebs oder schweren Infekten können zusätzliche Pilzerkrankungen den Heilungsverlauf verzögern oder gar behindern.

Besonders in der Naturheilkunde und in der Alternativmedizin werden Pilzbelastungen sehr ernst genommen und entsprechend behandelt. Wir wissen, dass sich Pilze in Bezug auf die Beschwerden, die sie auslösen, wie ein Chamäleon verhalten. Oft verschleiern sehr unterschiedliche und teilweise entgegengesetzte Symptome das Bild. Für den behandelnden Arzt ist es daher wichtig, verschiedenartige, äußerst individuelle Symptome zu erkennen, richtig einzuordnen und diese nicht zu verharmlosen. Bedenken wir aber die vorhin erwähnten immunschwächenden Faktoren, und wie sehr jeder Einzelne von uns diesen ausgesetzt ist, so wird klar, dass ein wesentlich höheres Krankheitspotenzial vorliegt, als allgemein angenommen.

Durch die rapide Zunahme der Belastungen für unser Immunsystem ist es auch erklärbar, dass die Anzahl der Pilzerkrankungen zunimmt. Sie sind keine Modeerkrankung, sondern die logische Folge unseres modernen Lebens. Immunschwächende Faktoren sind deshalb zu vermeiden beziehungsweise zu behandeln.

Pilze – das Chamäleon der Medizin

Pilze sind extrem anpassungsfähig, sie können in den unterschiedlichsten Milieus wachsen. Pilze können unseren Organismus auf viele verschiedene Arten schädigen. Sie können bei jedem ein individuelles Beschwerdebild hervorrufen. Um die Symptome besser zu verstehen, wollen wir die Pilze etwas genauer betrachten.

Candida albicans ist bei uns weit verbreitet, aber nur eine von ca. 60 verschiedenen Candida-Typen. Davon haben manche die Fähigkeit, sich durch Enzyme in der Darmschleimhaut festzusetzen und sich so den verschiedensten therapeutischen Maßnahmen zu entziehen. Die Bestimmung dieser Enzymaktivität hat sowohl diagnostische als auch therapeutische Bedeutung (siehe Seite 17).

Manchmal machen auch vollkommen harmlose Spezies in Abhängigkeit von der Umgebung krank. Beispielsweise kann einfache Bäckerhefe im Genitalbereich zu Erkrankungen führen. Auch hier bewirken Milieufaktoren, dass es zu einer völligen Änderung des Erscheinungsbildes kommt. In solchen Fällen ist es wichtig, die Verträglichkeit von einfacher Bäckerhefe und von allen hefehaltigen Produkten zu kontrollieren, aber auch von Arzneien, die auf Hefebasis hergestellt sind, beispielsweise Selenmedikamente.

Manche Pilzarten können sogar das Immunsystem umgehen. Eine bösartige Spezies von Candida albicans entwickelte mittlerweile die Fähigkeit, sich innerhalb von Zellen zu vermehren, die immunkompetent sind und sie sogar zu zerstören. In diesem Zusammenhang spricht man von »Virulenzfaktoren«. Die Erforschung dieser Faktoren ist Aufgabe für die Zukunft.

Wie Pilze den Organismus schädigen

Pilze ernähren sich von Zucker (kurzkettigen Kohlenhydraten). Sie sind jedoch anpassungsfähig und reagieren auf das Nährstoffangebot in der Umgebung: Wenn zu wenig Zucker zur Verfügung steht, reduzieren sie ihren Stoffwechsel auf ein Minimum, um sich bei erneutem Vorhandensein von Zucker explosionsartig zu vermehren. So können sie lange Zeiträume überleben – vollkommen inaktiv. Der Wirtsorganismus Mensch bleibt in dieser Zeit symptomfrei.

Eine weitere Möglichkeit zur Nährstoffgewinnung haben sich die Pilze dadurch geschaffen, dass sie sich mit ihren Ausläufern in den Saftspalten zwischen den Zellen festsetzen und dadurch die Integrität der Darmschleimhaut stören. Dieser Mechanismus ermöglicht es der Candida, sich den Zucker bei fehlendem Angebot im Darm aus dem Blutsystem zu holen. Ein »Aushungern« der Candida ist daher nicht wirklich möglich!

Alle Pilze bilden Giftstoffe zum Schutz vor ihren natürlichen Feinden. Selbstverständlich richten sich diese Stoffe auch gegen die menschlichen Abwehrstrategien. Da die Pilzgifte über Blut und Lymphe in den gesamten Organismus gelangen, können sie letztlich für viele Fernwirkungen einer Pilzerkrankung verantwortlich sein.

Die verschiedenen Möglichkeiten, mit denen Pilze den Organismus beeinträchtigen, machen klar, dass es eine Vielfalt von klinischen Symptomen und Beschwerden geben muss. Immer kommt auch noch die individuelle Komponente hinzu. Jeder Mensch reagiert anders auf ein und denselben schädigenden Einfluss. Oft fühlt sich der Betreffende durchaus gesund und wir erfahren erst bei genauem Befragen verschiedene Symptome.

Umgekehrt jedoch gilt: Bei allen chronischen Erkrankungen muss überprüft werden, ob eine Pilzerkrankung daran beteiligt ist. Diese muss entweder erkannt und behandelt oder aber ausgeschlossen werden.

Der Verdauungsapparat

Eine Pilzbelastung hat ihren Ursprung häufig im Verdauungstrakt. Mit seiner Oberfläche von ca. 4000 m² hat der Verdauungstrakt eine riesige Austauschfläche für die Aufnahme und Ausscheidung von Stoffen. Gerade Letzteres wird vielfach vergessen oder unterschätzt.

Der Verdauungsapparat beginnt bei den Lippen und endet am After. Die dazwischen liegenden Schleimhäute haben zwar unterschiedlichen Aufbau, jedoch ähnliche Funktion. Betrachten wir nun die einzelnen Abschnitte etwas genauer.

Die Mundhöhle

Die Mundhöhle ist die erste Station des Verdauungsapparates. Hier werden die Speisen mithilfe der Zähne mechanisch zerkleinert. Schon hier kann es zu Pilzwachstum kommen. Mangelnde Esskultur, Mineralmangel, Karies, Amalgamfüllungen und Übersäuerung begünstigen dies. Denn Pilze nisten sich gerne in unzureichend gereinigten Zahntaschen, Zahnzwischenräumen oder in den Übergängen vom Amalgam zum Zahn ein. Dann können die Pilze auch die benachbarten Schleimhäute der Nase und der Nasennebenhöhlen besiedeln.

In der Mundhöhle finden wir auch reichlich lymphatisches Gewebe (z. B. die Mandeln), das zum Immunsystem gehört. Die erste Station der Immunabwehr finden wir damit in der Mundhöhle. Mangelnde Abwehr, chronische Entzündung der Mandeln, Narben nach Entfernung derselben und vieles andere mehr können eine Pilzbesiedlung in der Mundhöhle begünstigen.

Die Speiseröhre

Durch die Speiseröhre werden die zerkleinerten Nahrungsmittel von der Mundhöhle zum Magen transportiert. Auch sie kann im Rahmen einer Pilzerkrankung von Pilzen besiedelt werden.

Der Magen

Der Magen ist das erste Reservoir der Speisen. Hier werden sie mit Magensaft durchmischt und zur weiteren Verdauung portionsweise an den Zwölffingerdarm abgegeben. Die Verweildauer der Speisen im Magen hängt unter anderem davon ab, wie gut die Nahrung zuvor gekaut worden ist: Je besser die Nahrung gekaut wurde, desto leichter, rascher und intensiver erfolgt die Durchmischung mit dem Magensaft.

Der Magen produziert etwa zwei bis drei Liter Magensaft pro Tag. Dieser enthält Salzsäure und verschiedene Enzyme. Dadurch ist der Magen ein wichtiges Organ für die Regelung des Säure-Basen-Haushaltes (siehe Seite 15 und 36). Durch die Magensäure wird die Verdauung eiweißhaltiger Lebensmittel eingeleitet. Große Eiweißverbindungen werden in kleinere zerlegt.

Darüber hinaus ist die Magensäure wichtig, um Mikroorganismen, die mit den Lebensmitteln aufgenommen werden, zu eliminieren. Viele Bakterien werden durch das saure Milieu des Magens zerstört, sodass sie keine schädlichen Wirkungen entfalten können. Leider trifft dies nur bedingt auf Pilze zu. Diese können sich an das saure Milieu im Magen anpassen, sodass sie auch im Magen lebensfähig bleiben und zu Krankheitserscheinungen führen können.

FRAGEBOGEN

Haben Sie eine Pilzerkrankung?

Im folgenden Fragebogen sind verschiedene Beschwerden zusammengefasst, die darauf hinweisen können, dass bei Ihnen eine Pilzinfektion vorliegt. Kreuzen Sie einfach an, welche Symptome bei Ihnen auftreten und zählen Sie die Punktzahl zusammen.

	Beschwerden	Punkte
❑	Müdigkeit, Mattigkeit, Abgeschlagenheit	3
❑	Leistungsabfall, Konzentrationsschwäche	3
❑	Stimmungsschwankungen	1
❑	ständig wechselnde Beschwerden	3
❑	Blähungen	3
❑	Verstopfung	1
❑	Durchfall	2
❑	Verstopfung und Durchfall im Wechsel	3
❑	Sodbrennen	2
❑	Darmkoliken/-krämpfe	2
❑	Zahnfleischentzündungen, Zahnfleischbluten	1
❑	Juckreiz	1
❑	belegte Zunge	1
❑	Blasenentzündungen	1
❑	Genitalentzündungen, Ausfluss	2
❑	Regelbeschwerden	2
❑	Lebensmittelunverträglichkeiten	3
❑	Durchfall nach bestimmten Lebensmitteln	3
❑	Hauterkrankungen	2
❑	Gelenkbeschwerden	1

Punkte	Ergebnis
0 – 5 Punkte:	Pilzbelastung unwahrscheinlich
6 – 15 Punkte:	Pilzbelastung möglich
16 – 25 Punkte:	Pilzbelastung wahrscheinlich
26 – 40 Punkte:	Pilzbelastung sicher

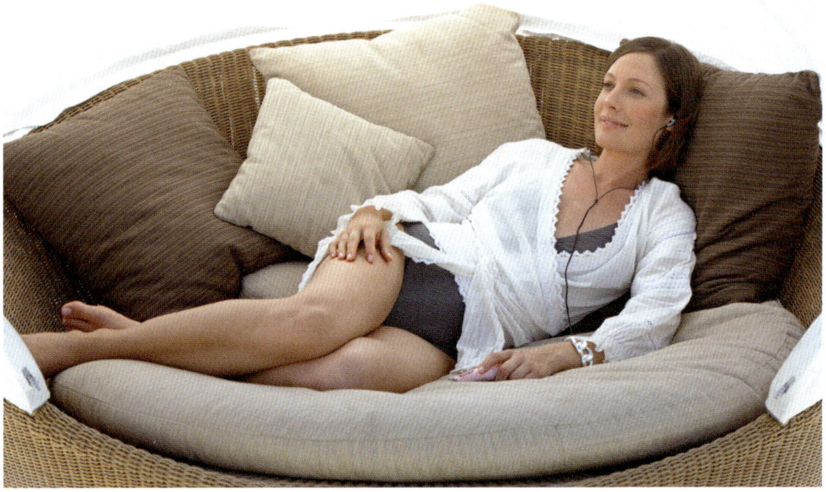

◀ Ein gesunder Verdauungsapparat ist ganz wichtig für das Wohlbefinden.

Der Dünndarm

Pilzerkrankungen sind am häufigsten im Dünndarm anzutreffen. Warum? Der Dünndarm ist mit ca. 5 m der längste Abschnitt des Verdauungsapparates. Die Oberfläche des Darmes entspricht in etwa der eines Fußballfeldes. Hier erfolgt größtenteils die enzymatische Aufspaltung der verzehrten Lebensmittel und die Aufnahme der Nährstoffe ins Blut. Der Zwölffingerdarm ist der erste Abschnitt des Dünndarms. Er trägt diesen Namen, weil er so lang ist wie zwölf Finger breit. In ihn münden die Ausführungsgänge der großen Verdauungsdrüsen – Bauchspeicheldrüse, Leber und Galle. Hier ändert sich das Milieu vom Sauren zum Basischen, denn die nachfolgenden Verdauungsprozesse benötigen ein basisches Milieu, um rasch und vollständig ablaufen zu können. Dieses Milieu wird durch die Verdauungssäfte erzeugt.

Beim gesunden Menschen werden die Lebensmittel im Dünndarm durch Enzyme so weit aufgespalten, dass sie im weiteren Verlauf durch die Schleimhaut des Darmes aufgenommen werden können. Solange sich die Nährstoffe im Darminneren befinden, gehören sie noch zur »Außenwelt« des Körpers. Erst nach Aufnahme durch die Schleimhaut werden sie der »Innenwelt« unseres Organismus zugerechnet. Bei der Aufnahme aus dem Darm ins Blut, also dem Übergang von der »Außenwelt« in die »Innenwelt«, werden alle Stoffe auf ihre Integrität überprüft.
Daher ist auch hier das Immunsystem von entscheidender Bedeutung: Unmittelbar nach der Aufnahme werden die einzelnen Substanzen vom Immunsystem überprüft. Dies erklärt, warum bei Störungen in diesem Ablauf des Verdauungsprozesses Lebensmittelunverträglichkeiten auftreten können. Über Lymphe und Blut werden die aufgenommenen Lebensmittelbestandteile dann zur Leber transportiert oder vom Abwehrsystem herausgefiltert.

Bedingt durch die große Oberfläche des Darmes mit seinen zahlreichen Falten, Zotten und Nischen finden Pilze hier ideale Bedingungen. Die feuchtwarme Umgebung begünstigt ihr Wachstum, sodass sie recht bald ein aktives Eigenleben entwickeln können. Sie gedeihen in Kolonien und gehen zum Teil innige Verbindungen mit der Schleimhaut des Verdauungsapparates ein. Bestimmte Enzyme bewirken, dass sie sich in der Schleimhaut festsetzen können. Beim Gesunden dagegen verhindert ein optimales Gleichgewicht von Darmflora und Immunsystem ein Wachsen von Pilzen.

Pilze vergären Kohlenhydrate. Dabei bilden sich unweigerlich Alkohol, Säure und Gas. Diese Gärung beeinträchtigt das Wachstum der gesunden Darmflora, und die Beeinträchtigung der Darmflora begünstigt das Pilzwachstum. Ein Teufelskreis entsteht.

Pilze schädigen die Schleimhaut derart, dass die Barrierefunktion des Darms, also die Abgrenzung zwischen »Innenwelt« und »Außenwelt«, beeinträchtigt wird: Die Schleimhaut wird durchlässig für Stoffe, die normalerweise nicht aufgenommen werden sollten. Dies können unvollständig verdaute Lebensmittelbestandteile, Eiweißbruchstücke oder von Pilzen produzierte Giftstoffe sein. Diese Stoffe werden vom Immunsystem als körperfremd erkannt und bekämpft. Spezielle Abwehrzellen versuchen durch gezielte Maßnahmen, diese Substanzen unschädlich zu machen oder zu neutralisieren. Im Zuge dieser Reaktionen kann es zu überschießenden, sogenannten hyperergischen oder allergischen Reaktionen kommen. Pilze sind daher Wegbereiter für Unverträglichkeiten beziehungsweise Allergien. Am häufigsten findet sich bei einer Candidamykose gleichzeitig eine Unverträglichkeit gegenüber Kuhmilchprodukten, Bäckerhefe und Weizen.

Der Dickdarm

Der Dickdarm ist der letzte Abschnitt des Verdauungsapparates. Er ist für die Konsistenz des Stuhls verantwortlich. In seinem letzten Teil, dem After, erfolgt der Übergang von Schleimhaut zur Haut. Solche Übergangsregionen sind kritische Bereiche, in denen Pilze ideale Wachstumsbedingungen vorfinden. Und: Von hier aus können die Pilze in den genitalen Bereich übertragen werden.

Der Säure-Basen-Haushalt

»Das Säure-Basen-Gleichgewicht ist Voraussetzung für alle Stoffwechselfunktionen. Es ist Basis für alle Lebensvorgänge des Organismus, Grundvoraussetzung zur Erhaltung der Gesundheit und die entscheidende Kraft, im Erkrankungsfall wieder rasch zu gesunden.« (Dr. med. M. Worlitschek)

Der Säure-Basen-Haushalt ist überall im Organismus eine wichtige regulierende Kraft. Ein Missverhältnis zwischen Säuren und Basen hat auch entscheidenden Einfluss bei der Pilzerkrankung. Für den Verdauungsvorgang im Darm ist ein basisches Milieu notwendig, um die Speisen vollständig und schnell verdauen zu können. Pilze stören dieses basische Milieu durch alkoholische Gärungsprozesse, bei denen neben Alkohol auch Säuren und Gase entstehen.

Letztlich ist aber überall im Organismus ein basisches Milieu notwendig. Säuren sind aggressiv und zerstören funktionstüchtiges Gewebe. Beispielsweise im Magen: Jeder kennt – zumindest vom Hörensagen – die Übersäuerung als Ursache für eine Entzündung oder sogar ein Magengeschwür.

Die Übersäuerung, die durch eine Pilzbelastung entsteht, ist also auch für auf den ersten Blick ganz andere Erkrankungen von Bedeutung – etwa Gelenkerkrankungen, Rheuma, Fibromyalgie oder das chronische Müdigkeitssyndrom.

Übersäuerung fördert Pilzerkrankungen

Bei den verschiedenen Stoffwechselvorgängen entstehen immer nur Säuren als Zwischen- oder Endprodukte, nie Basen. Säuren müssen vom Organismus neutralisiert und ausgeschieden werden. Der Organismus ist also auf die Zufuhr von Basen durch die Ernährung angewiesen. Lebensmittel können den Säure-Basen-Haushalt in beide Richtungen zu beeinflussen. Saure Lebensmittel verstärken die Säurebelastung, basische Lebensmittel unterstützen die basische Seite.

Die heutige durchschnittliche Ernährung ist »säureüberschüssig«: Viel Fleisch, Fisch und Käse bringen enorme Säuremengen in den Körper, raffinierte Kohlenhydrate reduzieren darüber hinaus die Basenreserven und schlechte Essgewohnheiten – hier ist vor allem der exzessive Verzehr von Rohkost am Abend entscheidend – verlängern die Verweildauer im Verdauungsapparat und führen zur Gärung – insgesamt ideale Bedingungen für ein Pilzwachstum auf der Grundlage einer Übersäuerung.

Wie wird eine Candida-mykose festgestellt?

Die richtige Diagnose ist die Grundlage einer erfolgreichen Therapie. Durch eine gründliche körperliche Untersuchung, ergänzende komplementärmedizinische Verfahren und gegebenenfalls Laboruntersuchungen kann ein Pilzbefall festgestellt werden. Doch es ist meist kein einfacher Weg, bis die Diagnose »Candidamykose« feststeht …

Unspezifische Symptome wie Müdigkeit, Abgeschlagenheit, aber auch Juckreiz oder Gelenkbeschwerden verdienen besondere Beachtung bei Verdacht auf eine Candidamykose. Solche Symptome bestehen häufig über einen langen Zeitraum und werden vom Betroffenen bereits als »selbstverständlich« angesehen. Sie sind allerdings ein Zeichen der Überflutung des Körpers mit Giftstoffen. Neben Pilzen spielen hierbei Lebensmittelunverträglichkeiten, Parasiten, Schwermetalle, Umweltgifte und anderes mehr eine Rolle. Daher ist in der Folge eine genaue Unterscheidung der Ursachen wichtig.

Auch ständig wechselnde Beschwerden deuten auf eine Pilzbelastung hin. Dieser – zum Teil schlagartige – Wechsel der Beschwerden betrifft alle Bereiche und erklärt sich durch das explosionsartige Wachstum von Pilzen im Verdauungsapparat. Bei der Erstuntersuchung sollten Sie dem Arzt alle solche Beschwerden berichten, denn nur so kann eine sichere Diagnose gestellt werden.

Die Untersuchung beim Arzt

Haut, Mundhöhle und Genitalbereich sind einer Untersuchung leicht zugänglich und sollten auf jeden Fall untersucht werden. Darüber hinaus sollte auch immer der ganze Verdauungsapparat untersucht werden. Hierbei bewährt sich eine im Rahmen der Modernen Mayr-Medizin (siehe Seite 19) durchgeführte Diagnostik. Dabei finden sich häufig spastische oder erschlaffte Dünndarmabschnitte beziehungsweise ein Wechsel beider. Dies ist ein Ausdruck der vielfältigen Störungen des gesamten Verdauungsapparates. Ebenfalls charakteristisch ist ein Lymphstau als Zeichen der Mitbeteiligung des Immunsystems. Parallel dazu zeigen sich oft seitliche Zahneindrücke an der Zunge sowie fleckige Beläge (nicht zu verwechseln mit echten Soorbelägen!)

als Ausdruck der Leberbeteiligung und Übersäuerung. Die körperliche Untersuchung durch den Arzt wird durch Laboruntersuchungen ergänzt. Im Labor lassen sich Pilze in Stuhlproben, Abstrichen sowie im Blut nachweisen.

Pilzkultur aus einer Stuhlprobe

Da Pilze bevorzugt im Darm wachsen, wird häufig versucht, eine Pilzerkrankung durch eine Stuhluntersuchung nachzuweisen. Bei Stuhlproben ist jedoch zu beachten, dass Pilze nicht gleichmäßig im gesamten Verdauungsapparat wachsen, sondern vornehmlich im Dünndarm und dort in umschriebenen Arealen – Pilzkolonien oder -nester genannt.

Daher sind trotz der doch recht aufwändigen Prozedur der Probeentnahme die tatsächlichen Ergebnisse recht bescheiden. Jüngst konnte durch eine Untersuchung gezeigt werden, dass bei optimaler Abnahme und Einsendebedingungen an drei unterschiedliche Labors ein Nachweis lediglich in knapp der Hälfte der Fälle gelingt.

Für die Interpretation von Stuhlbefunden hat diese Tatsache Konsequenzen: Ist im Stuhl Candida nachgewiesen, so beweist dies, dass ein Darmpilz vorliegt. Gelingt der Nachweis jedoch nicht, so ist das kein Beweis dafür, dass *kein* Pilzbefall vorliegt. Oft wird dieses Ergebnis falsch interpretiert oder in Unkenntnis der Tatsache als alleiniger Nachweis herangezogen.

Abstriche

Je nach Beschwerdebild kann die Stuhluntersuchung durch Abstriche aus dem Mundraum und der Nase ergänzt werden. Stuhluntersuchung und Zungenabstrich gemeinsam erhöhen die Wahrscheinlichkeit eines positiven Befundes. Bei entsprechenden Symptomen sollte auch ein Vaginalabstrich durchgeführt oder das Prostatasekret untersucht werden. Bei wiederholt auftretenden Augenentzündungen empfiehlt es sich, die Tränenflüssigkeit zu untersuchen, in der überraschend oft Pilze nachgewiesen werden können.

Blutuntersuchungen

Mit serologischen Untersuchungen wird im Blut die Konzentration von Candida-Antigen sowie Antikörper der Klasse IgG, IgA und IgM gegen Candida bestimmt. Diese Untersuchung gibt Auskunft über die immunologische Reaktion bei Pilzbefall.

Bestimmung der Virulenzfaktoren

Die »Aggressivität« des betreffenden Pilzstammes – die sogenannten Virulenzfaktoren – lassen sich durch biochemische Methoden feststellen. Insgesamt muss man feststellen, dass ein Nachweis oder Ausschluss einer Pilzbelastung durch die genannten Methoden nicht immer gelingt. Daher ergibt sich die Notwendigkeit weiterer Untersuchungsverfahren. Hier bewähren sich Methoden aus der Alternativ- und Komplementärmedizin.

PRAXIS

So erhalten Sie eine Stuhlprobe

Sofern es die Konsistenz zulässt, wird der frische Stuhl vorher verrührt, oder es wird durch Herumstochern eine Durchmischung erreicht. Nun wird von mehreren (ungefähr zehn verschiedenen) Stellen mit dem Probelöffel Material entnommen. Diese Stuhlprobe wird möglichst rasch an das Labor weitergeleitet. Die Untersuchung wird in gleicher Weise an drei aufeinander folgenden Tagen durchgeführt.

Komplementärmedizinische Möglichkeiten

Die Komplementärmedizin bietet viele Möglichkeiten, mit denen eine Pilzbelastung festgestellt werden kann. Allerdings ist hier die Befunderhebung und Interpretation nicht immer mit den schulmedizinischen Begriffen übereinstimmend. Viele Methoden können den Arzt in der Diagnose und Therapie unterstützen. Ohne Anspruch auf Vollständigkeit seien genannt:

- die Applied Kinesiology
- die Elektroakupunktur nach Voll
- Energetische Verfahren

Vor allem die Applied Kinesiology hat sich für uns bewährt, weshalb diese Methode hier kurz vorgestellt wird.

Die Applied Kinesiology (AK)

Die Applied Kinesiology (im Folgenden AK genannt) wurde vom amerikanischen Chiropraktiker George Goodheart, D. C. begründet. Die AK ist primär eine diagnostische Methode, deren zentrale Informationsquelle ein Muskeltest ist. Dabei betrachten wir den Organismus als Messinstrument und den Muskel als Zeiger desselben. Die Muskelreaktion auf bestimmte Testreize dient als Mittel zur Diagnose.

Wir unterscheiden drei Muskeltestergebnisse: norm-, hypo- und hyperreaktiv. Bei der Pilzuntersuchung überprüfen wir mit einem Antigen von Candida albicans die biologische Reaktion des Organismus. Eine Muskelschwäche oder überschießende Stressreaktion bei der AK wird als Pilzbelastung interpretiert. Hierdurch kann die Verdachtsdiagnose einer Pilzbelastung – auch wenn sie schulmedizinisch nicht vorliegt – gestellt werden.

Der Vorteil der AK ist, dass im nächsten Untersuchungsgang getestet werden kann, welche Pilzarzneien ein Patient verträgt. So kann für jeden Betroffenen das richtige Medikament und Therapieschema ausgewählt werden.

Da eine Pilzerkrankung häufig von Lebensmittelunverträglichkeiten begleitet ist (siehe auch S. 14), werden auch die wichtigsten Lebensmittel auf Verträglichkeit geprüft. In Übereinstimmung mit vielen naturheilkundlich tätigen Ärzten finden wir, dass Kuhmilchprodukte, Weizen und Hefe am häufigsten nicht vertragen werden. Entsprechend dem Lebensmitteltest wird die Diät darauf abgestimmt, was der Einzelne verträgt und was nicht. Zur Unterstützung des Immunsystems werden noch wichtige orthomolekulare Substanzen (Zink, Selen, Vitamin C, Vitamin B und dergleichen) auf ihre individuelle Wirkung überprüft und gegebenenfalls in die Therapie eingebaut. Beim AK-Muskeltest spüren Sie unmittelbar die Veränderung Ihrer Muskelkraft und erleben somit am eigenen Leib, was Ihnen schadet und was Ihnen guttut. Dieses eigene Erleben motiviert, die notwendigen therapeutischen Maßnahmen durchzuführen.

Durch den AK-Muskeltest ist außerdem eine optimale Therapiekontrolle möglich. Man erkennt Änderungen in der Reaktion des Organismus und kann durch gezielte therapeutische Maßnahmen optimal darauf reagieren. Die AK unterscheidet sich deutlich von dem weit verbreiteten »Touch for health« und darf nicht damit verwechselt werden.

Pulstest nach Coca

Diese Methode kommt unter anderem bei Lebensmittelunverträglichkeiten zur Anwendung. Hierbei wird vor und nach Genuss eines Lebensmittels der Puls gezählt. Liegt er zum Beispiel 10–20 oder 30 Minuten nach dem Verzehr des Lebensmittels um zehn Schläge pro Minute über dem Ausgangswert, kann dies ein Hinweis auf eine Lebensmittelunverträglichkeit sein.

All diese Methoden gehören jedoch in die Hand eines erfahrenen Arztes und sollen nur im Zusammenhang mit Anamnese, Klinik- und Beschwerdebild interpretiert werden. Nur so wird gewährleistet, dass die aufgrund dieser Methoden gewählten Ansätze optimale Behandlungserfolge bringen.

Die Moderne Mayr-Therapie

Die Moderne Mayr-Therapie ist die zeitgemäße Weiterentwicklung der bewährten Mayr-Kur. Sie schont und säubert den Verdauungsapparat. Daher eignet sie sich hervorragend für die Behandlung einer Candidamykose. Sie ist die Grundlage für die Candida-Diät und -therapie in diesem Buch.

Die Moderne Mayr-Therapie ist die Weiterentwicklung einer traditionellen Therapie, die der österreichische Arzt Dr. Franz Xaver Mayr vor fast 100 Jahren erarbeitet hat. Er widmete sein ganzes ärztliches Tun der Behandlung und Erforschung des Verdauungsapparates. Im Zuge dessen erkannte er die Bedeutung des Verdauungsapparates für Gesundheit und Krankheit. Er betonte unter anderem, dass eine gesunde Ernährung zwar von Lebensmitteln beeinflusst wird, aber vielmehr vom Verdauungsapparat und dessen Leistungsfähigkeit abhängt. So entwickelt er ein eigenes Diagnose- und Therapieverfahren, das als »Mayr-Kur« weithin bekannt ist. Auch Sie haben sicherlich schon einmal von dieser Kur gehört.

Die Moderne Mayr-Medizin ist eine Weiterentwicklung der klassischen Mayr-Kur. Sie ist eine Kombination von traditioneller Mayr-Kur und modernen komplementärmedizinischen Verfahren. In der Diätetik ist die von Dr. Mayr beschriebene Vorgehensweise die Grundlage einer erfolgreichen Candida-Therapie. Allerdings nehmen wir bei der Auswahl der Lebensmittel Rücksicht auf die besondere Sotffwechselsituation bei der Candida-Mykose. Als Kautrainer wird die in der Schale gegarte Kartoffel verwendet.

Die Grundzüge einer Mayr-Behandlung entsprechen allen Anforderungen einer wirkungsvollen Pilztherapie. Daher wenden wir die Prinzipien der Modernen Mayr-Therapie für die Behandlung von Candidamykosen an – zum einen beruht die Candida-Diät auf den Diätprinzipien der Modernen Mayr-Therapie, zum anderen werden viele der ergänzenden Therapiemöglichkeiten aus der Modernen Mayr-Therapie für Candidapatienten verwendet: Zum Beispiel die ärztliche manuelle Bauchbehandlung, die Ergänzung der Nahrung mit Vitalstoffen und die Entgiftung des Darms mit Bittersalz und Einläufen (siehe Seite 30 f.). Darüber hinaus ist die besondere Esskultur nach F.X. Mayr (siehe Seite 35) eine wesentliche Grundlage der Candida-Diät.

Wir empfehlen Ihnen, die Candida-Diät in Begleitung eines speziell ausgebildeten Mayr-Arztes durchzuführen. Ob im Einzelfall eine strenge diätetische Therapie durchgeführt oder ein milderer Weg der Behandlung gewählt wird, entscheidet der Mayr-Arzt gemeinsam mit Ihnen unter Berücksichtigung aller Vor- und Nachteile der einzelnen Therapieformen. Bei strenger Therapiedurchführung ist der notwendige Behandlungszeitraum kürzer – allerdings können auch mehr Nebenwirkungen, sogenannte »Entgiftungsreaktionen« auftreten.

Die Grundprinzipien einer Modernen Mayr-Therapie sind:

- Schonung
- Säuberung
- Schulung
- Substitution

Schonung

Im Allgemeinen schonen wir den Verdauungsapparat dadurch, dass wir weniger essen. Hierbei gibt es – je nach Notwendigkeit und ärztlicher Verordnung – individuelle Abstufungen:

Fasten: Fasten im eigentlichen Sinn ist die strengste Therapieform: Es werden nur Flüssigkeiten wie Wasser, Kräutertees, Mineralwasser oder Basenbrühe beziehungsweise Gemüsebrühe aufgenommen. Diese Therapieform wäre theoretisch ideal zur Behandlung von Pilzerkrankungen, bleibt aber der stationären Behandlung von sehr vitalen Personen vorbehalten. Sie sollten keinesfalls ohne ärztliche Begleitung fasten!

Intensivdiät: Hierbei wird ein Kautrainer (traditionell ein altbackenes Weißgebäck) zur Schulung der Esskultur sowie ein möglichst hochwertiges Lebensmittel (traditionell Milch) als Nährstoff verwen-

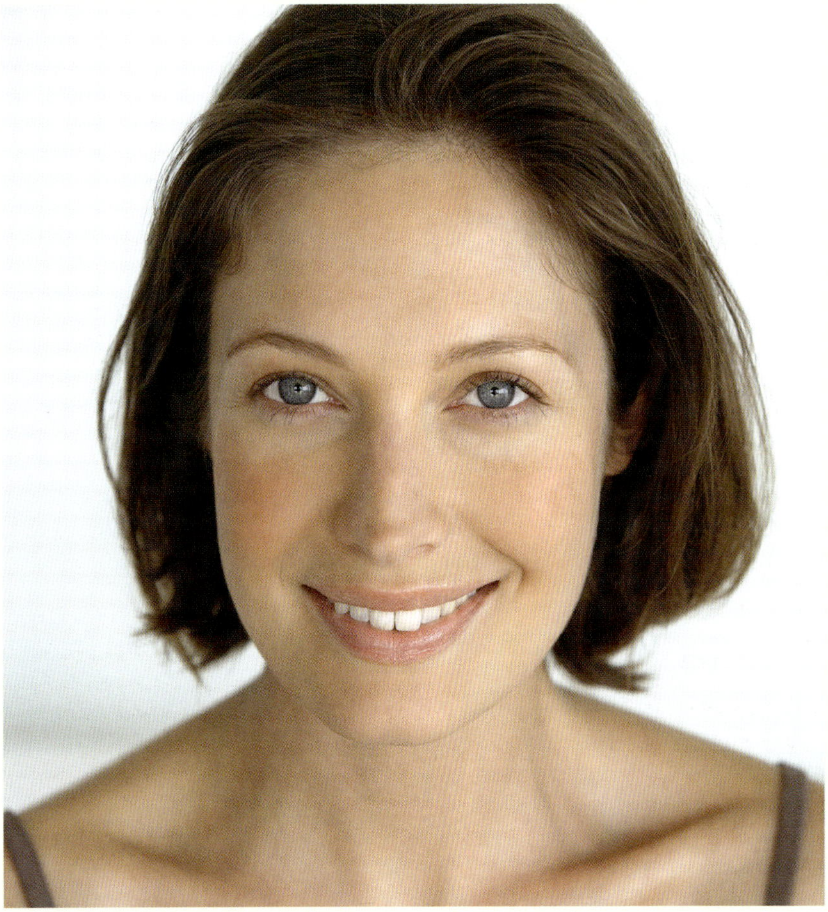

◀ Die Darmreinigung macht Sie wieder fit und leistungsfähig.

det. Von Dr. Mayr wurde dies als »Milchdiät« bezeichnet. Später wurden Eiweißzulagen ergänzt und Dr. Rauch nannte sie daraufhin »erweiterte Milchdiät«. Beide Intensitäten stellen die wesentlichen Elemente der klassischen Mayr-Therapie dar. Das Kautraining ist mit diesen Therapieformen am intensivsten möglich. Für die Anti-Pilz-Diät muss diese klassische Therapieform abgeändert werden. Bei der Anti-Pilz-Diät werden kurzkettige Kohlenhydrate (Weißmehlprodukte) gemieden, daher eignet sich als Kautrainer die mit der Schale weich gedämpfte Kartoffel hervorragend anstelle des altbackenen Weißgebäckes. Bei Unverträglichkeit von Kuhmilch und Kuhmilchprodukten sind entweder Schafsjoghurt oder die pürierte Basensuppe gute Alternativen. Trotz dieser Abwandlungen ist die Pflege der Esskultur ein ganz wichtiger Bestandteil der Diät – siehe Seite 35.

Milde Ableitungsdiät nach Dr. Rauch und P. Mayr: Die Milde Ableitungsdiät ist die leichteste Form einer Schonkost innerhalb der Modernen Mayr-Therapie. Zum Frühstück und Abendessen werden ein Kautrainer (traditionell altbackenes Weißgebäck) und Quark-Leinöl-Aufstriche serviert, mittags gibt es im Sinne der Trennkost besonders leicht verdauliche Gerichte, die sich durch sorgfältige Auswahl der Lebensmittel und besonders bekömmliche Zubereitungsformen auszeichnen. Die Milde Ableitungsdiät ist auch Basis der Candida-Diät, wie sie ab Seite 33 beschrieben wird. Allerdings wird bei der Candida-Diät morgens und abends auf das Weißgebäck verzichtet und stattdessen Kartoffel gereicht.

Säuberung

Die Säuberung ist notwendig, um Pilznester aus dem Verdauungsapparat zu entfernen und Giftstoffe (Pilztoxine) aus dem Körper auszuleiten. Das Ziel der Säuberung ist es, die Selbstreinigungskraft des Organismus wiederherzustellen.

Im Vordergrund steht die Darmreinigung mithilfe salinischer Wässer und bei Bedarf auch Einläufe (siehe Seite 30). Dadurch werden Darmschlacken entfernt, die sich zum Teil über längere Zeit im Verdauungsapparat befanden. Gleichzeitig wird durch diese Reinigung die Ausscheidungsfunktion des Darmes verbessert. Infolgedessen können Stoffwechselgifte, die irgendwo im Körper zwischengelagert waren, durch eine Art

Sogwirkung über den Darm abtransportiert und ausgeschieden werden.

Diese Darmreinigung verändert das Milieu im Darminneren, wodurch eine gesunde, für die normalen Verdauungsvorgänge notwendige Bakterienflora wieder optimale Lebensbedingungen erhält. Krankmachende Keime finden keine für ihr Wachstum notwendigen Nährstoffe mehr und können daher nicht gedeihen. Die ärztliche manuelle Bauchbehandlung (siehe Seite 30) unterstützt die Reinigung des Darmes und in der Folge des gesamten Organismus in idealer Weise. Sie wird von einem speziell in Moderner Mayr-Medizin ausgebildeten Arzt durchgeführt.

WISSEN

Richtig essen in der Mayr-Therapie

- Nehmen Sie sich genügend Zeit für das Essen, planen Sie mindestens ½ Stunde für jede Mahlzeit ein.
- Richten Sie die Speisen appetitlich an, auch wenn Sie alleine essen. Essen Sie mit allen Sinnen und gehen Sie liebevoll mit sich um.
- Wer sich körperlich, geistig oder seelisch übermüdet zum Essen setzt, reduziert dadurch seine Verdauungsleistung.
- Kauen Sie gründlich, speicheln Sie gewissenhaft ein, nehmen Sie kleine Bissen in den Mund und kauen Sie, bis ein flüssiger Speichel-Speise-Brei entsteht.
- Genießen Sie die Speisen und beenden Sie die Mahlzeit mit einem angenehmen Sättigungsgefühl.
- Geben Sie dem Verdauungsapparat genug Zeit, die aufgenommenen Speisen zu verarbeiten – daher keine Zwischenmahlzeiten.
- Trinken Sie zwischen den Mahlzeiten und nicht zum Essen.

Schulung

Eine Schulung des Betroffenen ist wichtig – vor allem, um die Schonung zu erreichen und den Erfolg der Therapie im Alltag zu erhalten. Die Schulung erfolgt durch die Pflege der Esskultur nach F. X. Mayr (siehe Seite 35) sowie die vom Arzt durchgeführte manuelle Bauchbehandlung.

Für das Wiedererlernen, Trainieren und langfristige Einhalten dieser Esskultur ist jeder selbst verantwortlich. Das Befolgen dieser einfachen Grundregeln trägt entscheidend zum Erfolg der Behandlung bei. Dabei ist zweitrangig, was Sie essen. Die weitere Pilzbehandlung wird dann viel einfacher und führt rascher zum gewünschten Erfolg.

Substitution

Die individuelle Ergänzung (Substitution) von Vitalstoffen ist ein wichtiger Bereich der Modernen Mayr-Medizin. Vitalstoffe sind Mineralstoffe, Spurenelemente und Vitamine. Sie regulieren den gesamten Organismus und sind für die Gesundheit unerlässlich. Durch die steigenden Belastungen der heutigen Zeit kommt es bei immer mehr Menschen zu einem vermehrten Verbrauch von Vitalstoffen. Gleichzeitig können diese durch die bestehende Ernährung nicht mehr im notwendigen Maß zugeführt werden, sodass Mangelzustände an Vitalstoffen entstehen – eine Pilzerkrankung kann ein Zeichen für solch einen Mangel sein.

Die gezielte Ergänzung der Nahrung mit Vitalstoffen unterstützt die Behandlung einer Pilzbelastung. Beispielsweise kann eine effektive Entgiftung nur erfolgen, wenn der Säure-Basen-Haushalt durch Basenpulver ausgeglichen wird. Außerdem werden bei den einzelnen Entgiftungsmaßnahmen verschiedene Vitamine benötigt, die die durch die Pilzbelastung vermehrt vorhandenen »freien Radikale« abfangen. Hierzu zählen vor allem die als Antioxidanzien bezeichneten Vitamine A, C, E sowie Betacarotin und Selen, die immer gemeinsam eingenommen werden sollen.

Die Pilzbehandlung

Bei einer ganzheitlichen Pilztherapie geht es nicht nur um eine Eliminierung der Pilze – das wäre nur ein kurzfristiger Erfolg. Wahrscheinlich würde die Pilzerkrankung früher oder später wieder auftreten. Viel wichtiger ist das Erkennen, Ausgleichen und Verhindern von Stressfaktoren, die das Abwehrsystem beeinträchtigen.

Grundsätzlich versuchen wir durch verschiedene naturheilkundliche Maßnahmen, den Pilzen die Lebensgrundlage zu entziehen. Dies bedeutet, dass wir das Milieu im Verdauungstrakt derart verändern, dass Pilze keine Chance mehr haben, Krankheitscharakter zu erlangen.

Das erste Ziel der Behandlung ist, die Pilzbelastung rasch zu reduzieren. Untrennbar damit verbunden wollen wir eine langfristige Veränderung der Ernährungs- und Lebenssituation erreichen. Nur dadurch gelingt es, den menschlichen Organismus so zu stärken und sein Immunsystem derart zu aktivieren, dass Pilze kein für ein Wachstum erforderliches Milieu vorfinden. Eine erfolgreiche Pilzbehandlung besteht aus einer Kombination von Anti-Pilz-Diät und medikamentöser Therapie. Die Anti-Pilz-Diät alleine kann keinen zufriedenstellenden Langzeiterfolg bringen. Ebenso wenig ist es sinnvoll, nur medikamentös zu behandeln. Darüber hinaus gehören die Stärkung des Immunsystems und Entgiftungsmaßnahmen zur Behandlung. Die Behandlung sollte nicht länger als 4 bis 6 Wochen dauern.

Die Maßnahmen müssen immer auf die einzelne Person abgestimmt sein. Daher ist die individuelle Testung (beispielsweise mithilfe der Applied Kinesiology) der diätetischen und medikamentösen Maßnahmen Grundlage der Therapie.

Auch wenn Symptome vorherrschen, die nicht offensichtlich etwas mit dem Verdauungsapparat zu tun haben, ist die Behandlung des Verdauungsapparates immer ein fester Bestandteil der Therapie. Der Grund dafür ist, dass die Pilzerkrankung hier oft ihren Ursprung nimmt oder den Hauptsitz hat. Außerdem kann der Pilzbefall im Verdauungsapparat selbst verschleiert und dadurch relativ symptomarm sein.

Die im Folgenden beschriebene Pilzbehandlung wurde gemeinsam mit Dr. Robert Schmidhofer entwickelt. Sie wurde über einen längeren Zeitraum gemeinsam sowohl in der stationären Behandlung als auch in der ambulanten Praxis erprobt. Durch diese intensive Zusammenarbeit wurde es möglich, einfache Maßnahmen zu einem sinnvollen und effektiven Therapiekonzept zu kombinieren. Die verschiedenen

Möglichkeiten werden auf den Einzelnen individuell zugeschnitten. Nicht jeder soll oder muss alles gleichzeitig durchführen. Besprechen Sie Details und Fragen mit einem diesbezüglich erfahrenen Arzt.

Ein starkes Immunsystem gegen Pilze

Eine Pilzerkrankung ist immer die Folge – und nicht etwa die Ursache – eines Ungleichgewichts im Körper. Daher ist das Immunsystem von entscheidender Bedeutung für den Langzeiterfolg der Pilzbehandlung. Die folgenden immunstärkenden Maßnahmen sind deshalb ein unverzichtbarer Bestandteil des therapeutischen Konzeptes. Viele der Maßnahmen sind einfach durchzuführen und ergänzen sich gegenseitig. Sie können einzeln angewandt, aber auch miteinander kombiniert werden:

Allergenkarenz

Der Darm ist in seiner Gesamtheit ein immunkompetentes Organ (siehe S. 14). Lassen Sie unverträgliche Lebensmittel weg – damit entlasten Sie Ihr Immunsystem! Es muss dann nicht mehr auf die allergieauslösenden Lebensmittel reagieren. Außerdem sind Pilze Histaminbildner. Histamin ist eine Substanz, die allergieähnliche Reaktionen hervorrufen kann. Eine Verringerung des Pilzwachstums reduziert also die allergische Reaktionsbereitschaft und umgekehrt.

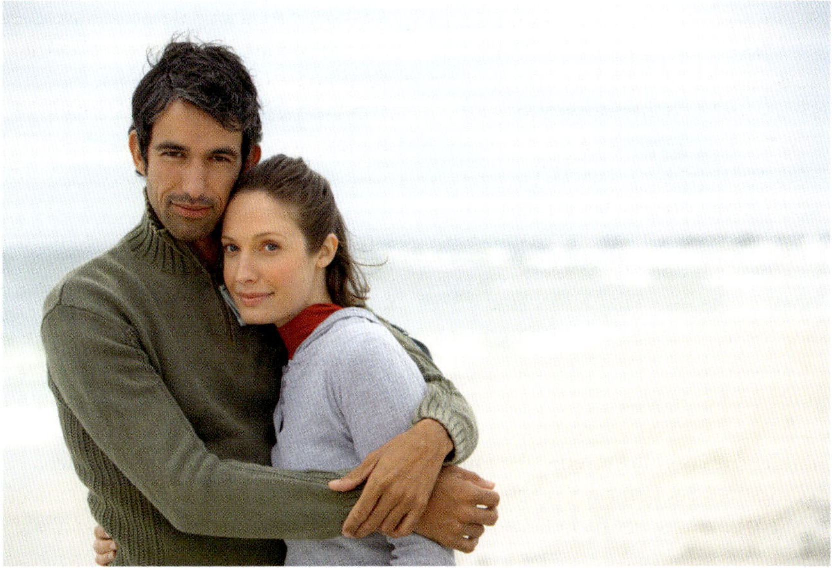

Reduktion von Schwermetallen

Schwermetalle blockieren das Immunsystem. Besonders deutlich wird das am Beispiel von Amalgam. Der Hauptbestandteil von Amalgam ist Quecksilber. Dies kann aufgrund seiner Toxizität in unserem Körper nicht frei vorliegen, sondern muss durch zweiwertige Minerale gebunden werden. Als wichtigste Gegenspieler von Quecksilber sind Zink und Selen bekannt. Je höher eine Amalgam- und damit eine Quecksilberbelastung ist, desto mehr Zink und Selen wird gebunden und fehlt dem Körper für andere Aufgaben wie Immunsystem und Säure-Basen-Haushalt. Darüber hinaus wirkt Quecksilber direkt antibiotisch, das heißt, es (zer)stört die natürliche Darmflora und ermöglicht so ein Pilzwachstum. Eine Zahnsanierung ist daher ein wichtiger Schritt für ein gesünderes Leben.

Die ärztliche manuelle Bauchbehandlung

Die ärztliche Bauchbehandlung wird immer im Zuge einer Modernen Mayr-Therapie durchgeführt und ist eine wertvolle Unterstützung des Immunsystems. Sie führt dazu, dass die Lymphe des Dünn- und Dickdarms weiterbewegt wird. Das Lymphsystem transportiert alle Giftstoffe, gleichzeitig ist es Sitz von immunkompetenten Zellverbänden. Die Behandlung wirkt entstau-

◀ Frische Luft und Bewegung stärken die Abwerkräfte!

end, fördert die Lymphzirkulation und den venösen Abfluss. Die reinigende, entgiftende Wirkung wird auf Seite 30 beschrieben.

Nahrungsergänzung

Ohne ausreichend Mineralstoffe, Spurenelemente und Vitamine kann unser Immunsystem nicht richtig arbeiten oder nimmt seine Funktion nur teilweise wahr. Da wir – aufgrund falscher Ernährungsgewohnheiten sowie durch den Wertverlust unserer Lebensmittel – kaum noch ausreichend Mineralstoffe, Spurenelemente und Vitamine im Körper zur Verfügung haben, müssen wir diese in Form von Nahrungsergänzungsmitteln zu uns nehmen. Erschwerend kommt hinzu, dass Pilze selbst Mineralstoffe verstoffwechseln, allen voran Zink. Somit wird die vorhandene Menge nochmals reduziert.

Am häufigsten ist die Einnahme von Zink, Selen, Kalium, Magnesium, Vitamin A, E und C erforderlich. Zink wird direkt von der Candida verbraucht. Darüber hinaus regelt Zink praktisch alle Abwehrfunktionen und den Säure-Basen-Haushalt. Es ist auch gemeinsam mit Selen zur Entgiftung von Schwermetallen notwendig. Magnesium ist das wichtigste Mineral zur Energiegewinnung im Körper. So sind Müdigkeit, Mattigkeit und Abgeschlagenheit – die häufigsten Leitsymptome einer Pilzerkrankung – immer auch ein Zeichen, dass dem Körper Magnesium fehlt. Da die Candidatherapie viel Energie beansprucht, ist Magnesium häufig zu ergänzen. Besonders wichtig ist Vitamin C, da es eine Histaminbelastung, die meist im Hintergrund vorhanden ist, reduzieren kann. Im Einzelfall wird die Nahrungsergänzung jedoch auf die individuellen Erfordernisse abgestimmt.

Physiko- und Hydrotherapie

Auch Sauna, Kneippen und Bewegung an frischer Luft unterstützen das Immunsystem. Diese und andere physiko- und hydrotherapeutische Maßnahmen werden eingesetzt, um den Organismus in der Phase der Umstimmung zu unterstützen beziehungsweise langfristig gesund zu erhalten.

Immunstärkende Medikamente

Viele Medikamente – aus unterschiedlichen Bereichen der Medizin – wirken immunstimulierend. Aus der Pflanzenwelt sei der rote Sonnenhut (Echinacea purpurea) erwähnt. Er ist in verschiedenen Zubereitungen erhältlich: Kapseln, Tropfen, Tee oder homöopathische Potenzierung.

In den letzten Jahren hat sich noch eine weitere Therapieform etabliert: die Gabe von Thymusextrakt. Der Thymus spielt im Immunsystem eine besondere Rolle. Seine Aufgaben gehen weit über das bisher vermutete Maß hinaus und er ist sehr wohl auch noch beim Erwachsenen aktiv. Es stehen heute eine Reihe unterschiedlicher Präparate von verschiedenen Firmen zur Verfügung (z.B. Thymus D 6 von Wala). Sie alle können als unterstützende Maßnahme hilfreich sein, sollten aber unbedingt (mittels AK) getestet werden.

Umstimmungstherapien

Die Eigenblutbehandlung ist eine bewährte Therapie zur Steigerung der Abwehrkraft. Es gibt verschiedene Variationen dieser Therapie: als Injektionstherapie, nach Sauerstoffanreicherung oder nach homöopathischer Potenzierung. Zu den verschiedenen Indikationen und Anwendungen dieser Therapie sei auf die entsprechende Literatur verwiesen.

Die Eigenharntherapie hat nach den Publikationen von Abele bei Pilzerkrankungen eine hervorragende Wirkung. Unserer Erfahrung nach bestätigt sich dies bei besonderen Situationen. Eine Eigenharntherapie sollte jedoch niemals verordnet, sondern allenfalls empfohlen werden. Diese Vorgehensweise hat sich insofern bewährt, als dass sich der Patient freiwillig zu dieser – in unserem Kulturkreis doch etwas angefeindeten Therapie – entschließt. Durch die Eigenharntherapie lassen sich sowohl lokale Pilzerkrankungen zum Beispiel der Haut oder des Darmes als auch den ganzen Körper betreffende Pilzerkrankungen günstig beeinflussen. Obwohl praktisch nebenwirkungsfrei, sind sehr wohl zum Teil heftige Ausscheidungsreaktionen zu beobachten. Über Einzelheiten zur Durchführung der verschiedenen Formen der Eigenharntherapie sei auf die entsprechende Literatur verwiesen.

Medikamentöse Behandlung der Pilze

Hier kommen alle Substanzen infrage, die eine pilzhemmende oder pilzabtötende Wirkung haben. Kriterium der Verabreichung ist wieder die individuelle Wirksamkeit und Verträglichkeit sowie der Grad und Ort der Pilzinfektion. Eine Liste der bei Pilzerkrankungen bewährten Medikamente finden Sie auf Seite 26. Da Pilze oft mit allergischen Symptomen einhergehen, müssen alle verwendeten Arzneien hypoallergen sein.

Wenn wir im Folgenden pilzwirksame Arzneien erwähnen, so meinen wir im Wesentlichen Reinsubstanzen (siehe Kasten). Die Wirkung dieser Reinsubstanzen ist intensiver und ohne begleitende Nebeneffekte. Einige Firmen haben sich bereits den Erfordernissen angepasst. Aber auch Apotheker können mit etwas gutem Willen diese reinen Präparate selbst herstellen.

Für die medikamentöse Therapie ist auch von Bedeutung, dass sich Pilze relativ rasch an verschiedenste Medikamente anpassen können. Sie entwickeln Überlebensstrategien gegenüber den pilzhemmenden oder pilztötenden Mitteln, wodurch diese unwirksam werden.

Die Anpassungsmöglichkeiten der Pilze müssen und können umgangen werden, wenn verschiedene Arzneien abwechselnd eingesetzt werden. Daher ist es wichtig, am Anfang der Therapie mehrere wirksame und – entsprechend dem AK-Test – individuell gut verträgliche Arzneien zur Verfügung zu haben.

Es hat sich in der Therapie bewährt, die Pilzmittel alle sieben bis zehn Tage zu wechseln. Bei entsprechender klinischer Notwendigkeit kann am Anfang durchaus ein »chemisches« Pilzmittel wie Nystatin oder Amphomoronal Verwendung finden. Idealerweise wechselt man danach auf ein Phytotherapeutikum oder ein anderes Pilzmittel. Im AK-Test lässt sich der Zeitpunkt eines Wechsels der Medikation erkennen.

Ein Beispiel für ein sechswöchiges Therapieschema finden Sie auf Seite 27. Wichtig bei allen Therapieschemata ist, dass als Ergänzung wirksame Mineralstoffe und Spurenelemente eingesetzt werden, um das Immunsystem zu unterstützen.

PRAXIS

Reine Substanzen sind besser!

Füllstoffe, Tablettierhilfen und Zusatzstoffe werden bei der Herstellung vieler Arzneien verwendet. Doch für Pilzpatienten sind sie oft problematisch.
Hierzu ein Beispiel: Eine für die Pilzbehandlung wichtige Substanz ist Nystatin. Nystatin hat eine hervorragende fungizide, also pilztötende Wirkung. Es bleibt im Darminneren, wird also nicht ins Blut aufgenommen und kann daher bei Pilzerkrankungen im Darm sehr gut zur Therapie verwendet werden. Häufig wird diese Substanz in Tabletten- oder Drageeform angeboten. Hierbei wird zur Herstellung einer Tablette etwa ein Drittel an Wirksubstanz verwendet, der Rest, also zwei Drittel, sind Zusatzstoffe, die für Allergiker häufig unverträglich sind. Ein Versagen der Therapie oder eine Verschlechterung bei dem Patienten ist häufig darauf zurückzuführen.

Weil der Geschmack für die Einnahme der Arznei wichtig ist, fügen viele Hersteller zur Geschmacksverbesserung Zucker hinzu. So sind Zubereitungsformen (Nystatinsuspensionen) mit einem Zuckeranteil von bis zu 60 % erhältlich. Auch dies scheint in Anbetracht der Anti-Pilz-Diät, bei der Zucker gemieden werden soll (siehe Seite 33), nicht vorteilhaft für den Therapieerfolg.

Eine Besonderheit soll an dieser Stelle ebenfalls noch erwähnt werden. Im Bereich der orthomolekularen Therapie, also der Ergänzung der Nahrung mit Mineralstoffen, Spurenelementen und Vitaminen, gibt es einige Präparate auf Hefebasis. Oft zeigt die Hefe bei Pilzbelastung eine Kreuzreaktion mit Pilzen und wird dadurch nicht vertragen. Hefe in Nahrungsergänzungsmitteln ist daher zu vermeiden!

Der Behandlungsplan

Hier finden Sie bewährte Medikamente mit pilzhemmender oder pilztötender Wirkung – die sogenannten Antimykotika. Es gibt Antimykotika, die lokal im Verdauungstrakt wirken, und solche, die im ganzen Körper (systemisch) wirken.

Wirksame Medikamente gegen Pilze

Name	Inhaltsstoffe	Hersteller
a) lokal wirkende Antimykotika:		
Nystatin-Reinsubstanz	Nystatin	Apothekenzubereitung
Amphomoronal-Suspension	Amphotericin B	Squibb
Daktarin 2 % orales Gel	Miconazol	Janssen & Cilag Pharma
b) systemisch wirkende Antimykotika:		
Sporanox = Sempera	Itraconazol	Janssen & Cilag Pharma
Fungata	Fluconazol	Pfizer
A. C. Formula	Caprylsäure, Bromelain, Calcium-Undecylenat, Grapefruitsamen-Extrakt und Berberinsulfat	Pure Encapsulations, USA
AC7 Komplex	Extrakte aus Berberitze, Granatapfel, Grapefruitkern, Lavendel, Thymian, Rosmarin und Oregano	Biogena, Österreich
Formula SF 722	Undecylensäure	Thorne Research USA
Mixtura thymi comp.	ätherische Öle aus Thymian, Zimt, Teebaum, Myrrhe	Apothekenzubereitung
Albicansan	Candida albicans D 5	Sanum Kehlbeck
Mucokehl	Mucor racemusus D 5	
Pefrakehl	Candida parapsilosis D 5	
Borax D 3	Natriumtetraborat	homöopathische Zubereitung
Furfurol D 6, D 3	Furanaldehyd	Apothekenzubereitung
Kolorex	Extrakt aus Pseudowintera colorata	Sano Pharm, Niederlande
Pro Seed	Extrakt aus Grapefruitsamen	Life Light

Mögliches Therapieschema für eine Pilzbehandlung

Antimykotika im wöchentlichen Wechsel		Durchgehend einnehmen beziehungsweise durchführen
1. Woche	Nystatin-Reinsubstanz	Zink
2. Woche	AC7 Komplex	Selen
3. Woche	Furfurol D 6	Leinsamen- und Borretschöl-Kapseln
4. Woche	AC7 Komplex	Ölziehen mit Mixtura thymi comp.
5. Woche	Furfurol D 6	etwa ab der 4. Woche Saccharomyces boulardii
6. Woche	Candida Nosode D 6	

Präparate zur Unterstützung der Darmflora

Präparat	Inhaltsstoffe	Hersteller
Omniflora	L. acidophilus, L. bifidus, E. coli	Med. Fabrik GmbH & Co., Berlin
Bioflorin	Strept. faec.	Cernitin S.A
Mutaflor	E. coli	Ardeypharm
Acidobif	L. acidophilus und bifidus	Töpfer
(Pro) Symbioflor	E. coli, Strept. faec.	Symbio Pharm
Yomogi	Saccharomyces boulardii (Achtung: enthält Laktose)	Ardeypharm
Saccharomyces boulardii	Saccharomyces boulardii	Pure Encapsulations, USA
Omni Lactis 10	Laktobazillen, Bifidobakterien, Strept. thermaphilus	Biogena, Österreich

PRAXIS

Eine Reinfektion verhindern

Der Mund- und Rachenraum sowie gegebenenfalls die Nasennebenhöhlen müssen mitbehandelt werden, um eine Reinfektion aus diesen Bereichen zu verhindern. Beginnt die Therapie beispielsweise mit Nystatin, wird der Mund- und Rachenraum durch Ölziehen mit Mixtura thymi und kaltgepressten Pflanzenölen (Rezept siehe Seite 32) mitbehandelt. Beginnt die Behandlung mit einer Amphomoronal-Suspension, so wird diese Suspension wie beim Ölziehen durch den Mund bewegt. Sind im Sinne einer chronischen Entzündung die Nebenhöhlen mitbetroffen, ist eine nasale Reflextherapie hilfreich. Hierbei wird die Nasenschleimhaut von Beginn an mit ätherischen Ölen mitbehandelt. Gegebenenfalls sind auch Inhalationen mit Nystatin erforderlich.

Unterstützung der natürlichen Darmflora

Ab etwa der Hälfte der voraussichtlichen Therapiedauer bewähren sich auch Präparate, die die natürliche Darmflora unterstützen. Je stärker die natürliche Keimflora ist beziehungsweise wird, desto eher kann sie auch selbst zur Milieubereinigung und damit zur Pilzelimination beitragen. Hier werden Pro- und Präbiotika verwendet. Deren Stoffwechselprodukte begünstigen die Regeneration der Darmflora. Auch hier soll die individuelle Verträglichkeit beachtet werden. Eine Liste von Präparaten, die die natürliche Darmflora unterstützen, finden Sie auf Seite 27.

Wirksame Kräuter gegen Pilze

Küchenkräuter: In Kräutern sind ätherische Öle enthalten, die gegen Pilze wirksam sind. Neben der Verabreichung als Arznei sollten Kräuter auch bei der Speisenzubereitung reichlich verwendet werden. Beispiele hierfür finden Sie im Rezeptteil dieses Buches. Die reichliche Verwendung von Kräutern entspricht auch einer gesunden Ernährung und unterstützt dadurch die Therapie. Die folgenden Kräuter wirken pilzhemmend: Citronella, Bärlauch, Brunnenkresse, Ingwer, Kapuzinerkresse, Knoblauch, Lauch, Lavendel, Meerrettich, Minze, Myrrhe, Nelken, Salbei, Schwarzkümmel, Teebaum, Thymian (roter), Zimt, Zitronenmelisse, Zwiebel.

Kräuter als Tees: Darüber hinaus ist bei einigen dieser Kräuter auch die Zubereitung als Kräutertee sinnvoll und hilfreich. Da das Trinken in der Therapie ein wichtiger Faktor ist, unterstützen Kräutertees einerseits die Ausscheidung und entfalten andererseits eine milde pilzhemmende Wirkung. Bei der Zubereitung ist allerdings darauf zu achten, dass die Tees nur kurz ziehen (maximal eine Minute), damit die ätherischen Öle erhalten bleiben. Eine Ausnahme stellt hier der Lapacho-Tee dar, der eine längere Zubereitungszeit hat. Kaufen Sie Tee-Kräuter am besten lose im Naturladen und achten Sie auf biologische Qualität. Folgende Kräutertees empfehlen wir für die Candida-Diät; Sie finden sie in den Tageskostplänen als Getränk zum Frühstück und Abendessen: Angelika, Blutwurz, Citronella, Eberwurz, Efeu, Lapacho, Sanikelwurz, Seifenrinde, Thymian, Zinnkraut.

Nosoden

Unserer Erfahrung nach bewährt sich am Ende einer Therapie die Gabe sogenannter Nosoden. Nosoden sind homöopathische Zubereitungen aus erkranktem Gewebe, krankheitsauslösenden Erregern beziehungsweise Giften. Für die Pilztherapie werden entweder die fertigen Nosoden verschiedener Firmen (Staufen-Pharma, Sanum-Reihe usw.) verwendet, oder man überlässt die Herstellung aus dem entsprechenden Antigen dem Apotheker. Darüber hinaus eignen sich auch die Nosoden verschiedener Pilzgifte wie Aflatoxin.

Entgiften unterstützt die Pilztherapie

Die verschiedenen Therapiemaßnahmen sorgen dafür, dass die Pilze absterben. Dabei wird eine Reihe von Giftstoffen aus den Pilzen freigesetzt. Diese Giftstoffe und Zerfallsprodukte müssen rasch vom Körper ausgeschieden werden. Daher – wenn ihr Körper auf die Therapie reagiert, ist das ein Zeichen einer effektiven Therapie.

Oft sind aber auch die Ausscheidungsorgane, Darm, Niere, Lunge und Haut durch die lang bestehende Pilzbelastung in ihrer Funktion beeinträchtigt. Dann können sie mit der Ausscheidung der Giftstoffe überfordert sein. Auch hier stellt eine Moderne Mayr-Therapie eine optimale Unterstützung dar, da die Säuberung eines ihrer wichtigen Prinzipien ist.

Reichlich trinken

Grundvoraussetzung für einen funktionierenden Stoffwechsel ist, dass ausreichend Flüssigkeit zur Verfügung steht. Der menschliche Körper besteht je nach Alter und Geschlecht zu 60 bis 75% aus Wasser. Der Stoffaustausch und vor allem die Ausscheidungsfunktion ist an die Anwesenheit von Flüssigkeit gebunden.

Wir benötigen bereits im Normalfall zweieinhalb bis drei Liter Flüssigkeit für den Stoffwechsel. Bei Entgiftungsreaktionen erhöht sich dieser Bedarf. Günstig ist es daher, wenn man während der Pilztherapie mindestens drei Liter trinkt.

Am besten ist reines Quellwasser, gutes Leitungswasser oder Mineralwasser (mit wenig oder nur natürlicher Kohlensäure). Vor allem kurz gebrühte (blonde) Kräutertees eignen sich darüber hinaus als Getränk (siehe Kasten). Auch das Basengetränk Gemüsebrühe ist bestens geeignet (siehe Rezept Seite 56). Fruchtsäfte, Alkoholika und Bohnenkaffee zählen nicht als Getränk und sind während der Pilztherapie nicht erlaubt.

Kräutertees zur Entgiftung

Anserine, Fenchel, Melisse, Johanniskraut, Schafgarbe, Käsepappel, Lindenblüten, Weidenröschen, Waldmeister und Melisse eignen sich sehr gut als Tee zur Entgiftung (Achtung: Melisse ist für Allergiker oft ungünstig, da sie viel Histamin enthält). Auch diese Kräutertees finden Sie zahlreich in den Tageskostplänen der Candida-Diät.

Zubereitung: 1 – 2 Teelöffel Kräuter mit ¼ Liter aufgekochtem Wasser überbrühen, maximal 1 Minute ziehen lassen, dann sofort abseihen.

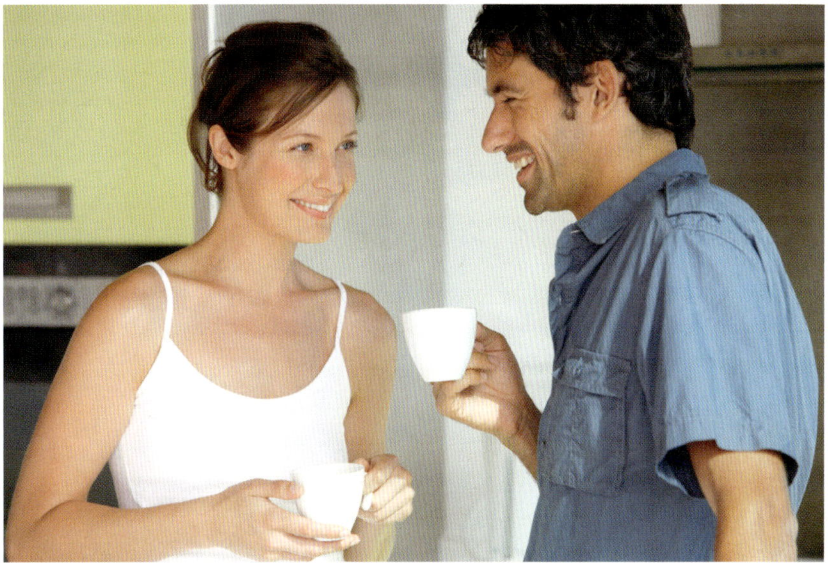

▶ Kräutertees helfen bei der Entgiftung und wirken oft direkt gegen Pilze.

Entgiftung über den Darm

Da die Behandlung des Darmes in der Pilztherapie besonders wichtig ist, ist es sinnvoll, die Pilzbehandlung im Rahmen einer Modernen Mayr-Therapie durchzuführen. Eines der Therapieprinzipien der Modernen Mayr-Medizin ist die »Säuberung« (siehe Erklärung der Modernen Mayr-Therapie, Seite 19 f.). Idealerweise erfolgt dabei auch eine ärztliche manuelle Bauchbehandlung. Wir können die Ausscheidungsvorgänge durch mehrere Maßnahmen fördern:

Bittersalz: Bittersalz beziehungsweise Glaubersalz oder auch Magnesiumzitrat sind gute Möglichkeiten, den Darm von oben nach unten zu reinigen. Im Zuge der Modernen Mayr-Therapie wird morgens ein gestrichener Teelöffel auf ein Viertel Liter Wasser getrunken.

Einlauf: Bei allen Entgiftungsmaßnahmen ist der Einlauf eine leicht handhabbare und äußerst wirkungsvolle Maßnahme.

Colonhydrotherapie: Die Colonhydrotherapie ist bezüglich der Ausscheidungsfunktion noch wirkungsvoller als ein einfacher Einlauf und wird meistens von einem Arzt oder Heilpraktiker durchgeführt. Hierbei wird der Dickdarm mehrmals hintereinander durchgespült. Als Spülmittel dient ebenfalls Wasser, das in verschiedenen Temperaturen anregend auf die Darmmotorik wirkt.

Ärztliche manuelle Bauchbehandlung

Die ärztliche manuelle Bauchbehandlung ist ein unverzichtbarer Bestandteil einer Modernen Mayr-Therapie und wird von einem speziell ausgebildeten Mayr-Arzt durchgeführt. Sie erfüllt mehrere Aufgaben:

Lösen von Schlacken: Der Arzt behandelt gezielt die verschiedenen Abschnitte des Verdauungsapparates. Dadurch wird die Darmbewegung und somit die Ausscheidungsfunktion des Darmes angeregt. Gleichzeitig lösen sich alte »Schlacken«, die zum Teil fest an den Darmwänden kleben.

Anregung des venösen Abflusses und der Lymphzirkulation: Die manuelle Bauchbehandlung verbessert die Funktion des Lymphsystems, das eine zentrale Rolle in der Immunabwehr spielt. Das ist bei der Candidamykose von entscheidender Bedeutung.

Bereitstellung von Sauerstoff: Des Weiteren verbessert sich die Atemfunktion – so wird dem Organismus mehr Sauerstoff zur Verfügung gestellt, ein Faktor, der den Stoffwechsel jeder Zelle günstig beeinflusst.

Kontrolle des Therapiefortschritts: Außerdem kann der Arzt durch die manuelle Untersuchung des Verdauungsapparates Therapiefortschritte erkennen oder etwaige (Diät-)Fehler feststellen. So kann zu jedem Zeitpunkt korrigierend in die Therapie eingegriffen werden.

Psychotherapie

Häufig treten bei einer Pilzbelastung auch psychische Beschwerden auf. Oft sind gerade dies die Beschwerden,

PRAXIS

Einlauf – so wird's gemacht

Mit Hilfe eines Klysos kann jeder selbst rasch und ohne Hilfe weiterer Personen einen Einlauf durchführen: Das Waschbecken wird mit warmem Wasser gefüllt (so warm, wie es gerade vertragen wird – Wärme löst Verkrampfungen des Darmes!). Nun hält man das Ende des Klysos mit dem Ventil ins Wasser und pumpt zunächst die Luft heraus. Nachdem das Darmstück mit etwas Creme oder Vaseline eingefettet wurde, führt man es vorsichtig in den After ein. Anschließend pumpt man das Wasser in den Enddarm, und zwar so lange, bis ein Völlegefühl auftritt. Danach den Klyso herausnehmen und dem Entleerungsdrang nachgeben. Nach einer kurzen Pause kann der Vorgang zur Intensivierung wiederholt werden.

welche die Betroffenen selbst über eine lange Zeit beobachtet haben und die niemand so recht einzuordnen wusste.

Es wäre völlig falsch, die Betroffenen hier mit Psychopharmaka zu behandeln, was jedoch häufig geschieht. Einfühlsame und mitfühlende Gesprächsführung sowie Aufklärung über die Zusammenhänge sind wichtiger als die medikamentöse Therapie. Die Betroffenen sollen erkennen und verstehen, warum gerade diese Beschwerden auftreten. Sie müssen auch vorbereitet werden, dass sich die Symptome im Zuge der Pilzbehandlung sogar verstärken können. Diese Anfangsreaktion ist der Hinweis für die Wirksamkeit und Effizienz der angewendeten Therapiemaßnahmen. Der behandelnde Arzt sollte Ihnen zwei Dinge vermitteln: Geduld und die Sicherheit, dass durch die Pilzbehandlung die Beschwerden völlig abklingen.

Gegebenenfalls können neben der Gesprächstherapie Bachblüten (vor allem Notfalltropfen), homöopathische Arzneien sowie eine gezielte Nahrungsergänzung die Beschwerden lindern und rascher abklingen lassen. Helfen können auch verstärkte Entgiftungsmaßnahmen wie Einläufe oder Reibesitzbäder.

Unterstützung der Entgiftung

Es gibt noch viele weitere Möglichkeiten, mit denen Sie die Entgiftung unterstützen können. Alle Wasseranwendungen sollten nur in gut durchwärmtem Zustand durchgeführt werden.

Trockenbürsten: Das trockene Bürsten der Haut mit einem Waschlappen oder einer Massagebürste fördert die Durchblutung der Haut und damit ihre Ausscheidungsfunktion. Die gesamte Haut wird über einige Minuten so gebürstet, dass eine Rötung der Haut eine kräftige Durchblutung anzeigt. Nachfolgendes Wechselduschen (erst warm, dann kalt, so wie es vertragen wird) unterstützt den Kreislauf und verstärkt die Entgiftung über die Haut. Diese Maßnahme ist ein echter Muntermacher für Morgenmuffel!

Ansteigendes Fußbad: Hierbei lässt man in einen etwas breiteren Eimer, in dem beide Füße bequem Platz finden, langsam warmes bis heißes Wasser zufließen. Die Temperatur steigt so lange an, wie es gerade noch vertragen wird. In Folge tritt eine angenehme Durchwärmung – nicht nur der Füße – ein, eventuell auch eine leichte Schweißbildung. Nach etwa 10 Minuten werden die Füße kalt abgeduscht oder in kaltes Wasser gehalten. Nachdem sie abgetrocknet wurden, zieht man warme Wollsocken an. (Als Schielebad von der Firma Fritz Schiele Bäder-Fabrik GmbH fertig erhältlich).

Elektrolyse-Fußbad: Hierbei werden Giftstoffe über die Füße ausgeleitet. Man hält die Füße in ein Fußbad mit verschiedenen Salzen und erreicht durch einen minimalen Stromfluss eine elektrophysikalische Ladung, wodurch es zu einer intensiven Ausscheidung von Giftstoffen über die Füße kommt. Zusätzlich wird die Ausscheidung über die Nieren angeregt. Daher muss während und nach der Anwendung reichlich getrunken werden. Durch ein Elektrolyse-Fußbad kann eine Übersäuerung wirksam mitbehandelt werden und es zeigt sich eine massive Entgiftung – unter anderem an der Verfärbung des Wassers.

Auslaugebad: Das Auslaugebad dient dazu, Giftstoffe über die Haut auszuleiten. Außerdem wirkt es stark entsäuernd und entlastet – wenn es regelmäßig durchgeführt wird – den Säure-Basen-Haushalt. Dabei werden entweder Kräuterzusätze (beispielsweise Vivamed-Badezusatz), Basenpulver oder Natriumcarbonat (Badesoda) in gut warmes Badewasser gegeben. Das Ergebnis der Entgiftung lässt sich nach dem Bad oft als Schmutzrand an der Badewanne erkennen. Am Abend vor dem Schlafengehen genossen hat das Auslaugebad zudem eine beruhigende Wirkung.

Reibesitzbad: Das Reibesitzbad nach Kuhne für Frauen bewährt sich sowohl wenn der Harn- und Geschlechtsapparat vom Pilz befallen ist als auch zur Förderung der Ausscheidungsvorgänge. Außerdem ist es bei hormonellen Regulationsstörungen nahezu jeder Art eine einfache und wirkungsvolle Unterstützung: Wasser in einen Eimer füllen, auf dem man bequem sitzen kann. Auch das Bidet eignet sich gut, allerdings muss hier öfter das Wasser gewechselt werden. Mit einem weichen Schwamm, einem Waschlappen oder einfach mit der Hand wird nun das äußere Genitale etwa 20 Minuten lang gespült (nicht zu fest reiben!). Die Temperatur des Wassers wird so gewählt, dass es anfänglich angenehm ist, jedoch täglich etwas kühler wird, bis zuletzt kaltes Wasser gut vertragen wird.

Ölziehen: Vom russischen Arzt Dr. Karach stammt der Hinweis, dass durch »Ölziehen« viele Giftstoffe über die Schleimhaut des Mund-Rachen-Raumes ausgeschieden werden können. Da Pilze bevorzugt auch in der Mundhöhle, der Nase oder den Nasennebenhöhlen wachsen, muss in solchen Fällen der Nasen-Rachen-Raum ebenfalls behandelt werden. Da Pilze in diesem Gebiet nur schwer nachgewiesen werden können (letztlich nur durch einen Abstrich beweisbar), bewährt es sich, die Behandlung durch diese einfache, selbst durchzuführende Maßnahme zu ergänzen.

Für die Pilzbehandlung können Sie sich in der Apotheke folgende Mixtur herstellen lassen:

Thymianöl	1,5
Zimtöl	1,5
Teebaumöl	1,5
Mandelöl	ad 50,0
Mds	Mixtura thymi comp.

Am besten morgens (oder auch mehrmals täglich) wird ein dreiviertel Teelöffel kalt gepresstes Sonnenblumenöl mit einigen Tropfen (bis zu einem viertel Teelöffel) Mixtura thymi comp. vermischt und in den Mund genommen. Das Öl wird nun für 10 – 15 Minuten im Mund hin und her bewegt und durch die Zahnzwischenräume gezogen, bis es weiß schaumig wird. Danach wird das Gemisch ins WC gespuckt! Nicht schlucken! Die ätherischen Öle wirken pilztötend und durch die Mischung mit Sonnenblumenöl gelangen sie bis in die feinsten Schleimhautnischen der Mundhöhle. Besonders einfach in der Anwendung und sehr wirkungsvoll ist auch das VIVA-Mundpflegeöl als fertige Mischung.

Leberwickel: Als einfache Unterstützung des Leberstoffwechsels und der Entgiftung kann ein Leberwickel durchgeführt werden. Dies erfolgt idealerweise am Abend beim Schlafengehen, kann aber auch jederzeit bei Bedarf durchgeführt werden. Sie benötigen dazu nur eine Wärmeflasche, ein kleines Baumwolltuch und ein Handtuch. Das Baumwolltuch mit kaltem Wasser gut anfeuchten und anschließend auswringen (sollte nur feucht und nicht zu nass sein), anschließend auf den rechten Oberbauch (Rippenbogen) auflegen. Die Wärmflasche mit heißem Wasser füllen und auf das feuchte Tuch legen. Darüber ein trockenes Handtuch platzieren, um zu verhindern, dass das Bett durch das feuchte Tuch ebenfalls nass wird. Der Wickel sollte mindestens 30 Minuten auf der Leber bleiben. Wenn Sie den Leberwickel beim Schlafengehen anwenden und merken, dass die Wärmeflache ausgekühlt ist, den Wickel einfach entfernen und die Nacht genießen.

Inhalationen: Zur Behandlung von Nase und Nasennebenhöhlen wird mit pilzwirksamen Arzneien inhaliert. Hierfür gibt es fertige Nystatinlösungen, oder man verwendet die oben erwähnten ätherischen Öle.

Nasale Reflextherapie: Auch die nasale Reflextherapie nach Krack ist sehr wirksam: Dabei werden ätherische Öle mit einem Wattestäbchen in die Nasengänge eingebracht und dort 1 – 2 Minuten belassen. Die Reinigung der Nase und Nasennebenhöhlen ist daran erkennbar, dass Sie niesen müssen, Ihre Nase läuft und die vorher verstopfte Nase frei wird.

Arzneiliche Unterstützung der Entgiftung: Die Ausscheidungs- und Entgiftungsfunktion des Körpers kann auch durch Arzneien unterstützt werden. Der behandelnde Arzt wird die beste Arznei auswählen – je nach Beschwerdebild, individueller Notwendigkeit und Verträglichkeit (AK-Test). Bewährt haben sich in erster Linie homöopathische Einzel- und/oder Komplexmittel und pflanzliche Mittel zur Verbesserung der Funktion von Darm, Niere und Lymphe.

Ihre persönliche Anti-Pilz-Diät

Die Candida-Diät ist ein absolut unverzichtbarer Bestandteil der Behandlung einer Pilzerkrankung. Grundlegendes Prinzip der Diät ist das Meiden von Zucker. Sie ist als 3-Stufen-Plan aufgebaut, jede Stufe wird 7 bis 10 Tage lang durchgeführt.

Die Anti-Pilz-Diät ist eine Diätform, die für eine begrenzte Zeit von 3 bis maximal 6 Wochen eingehalten werden muss. Sie zielt darauf ab, den Pilzen die Lebensgrundlage zu entziehen, indem das Milieu im Darm verändert wird. Da Pilze kurzkettige Kohlenhydrate (= Zucker) verstoffwechseln, ist das Meiden von kurzkettigen Kohlenhydraten das wichtigste Prinzip der Anti-Pilz-Diät. Sie sind in allen gesüßten Lebensmitteln, aber auch in Getreide und Obst enthalten.

Die Candida-Diät besteht aus drei Stufen. Jede Diätstufe wird normalerweise sieben bis zehn Tage durchgeführt. In der ersten Stufe wird vollständig auf kurzkettige Kohlenhydrate verzichtet. Danach werden schrittweise wieder Kohlenhydrate in die Ernährung aufgenommen. Wann genau der Wechsel zur nächsten Diätstufe erfolgt, entscheidet der behandelnde Arzt nach individuellem Therapiefortschritt.

Neben dem Meiden von Kohlenhydraten ist es ein Ziel der Anti-Pilz-Diät, schrittweise von einer industriell zerstörten Nahrung zu einer individuell gut verträglichen und gesunden Ernährungsform hinzuführen. Die Anti-Pilz-Diät sollte im Idealfall von einem fachkundigen Arzt begleitet werden. Da sie untrennbar mit einer Darmreinigung verbunden ist, liegt es nahe, die Diät im Sinne der Modernen Mayr-Therapie durchzuführen.

Lebensmittelauswahl

Wenn Sie sich angesichts der Einschränkungen fragen: »Was kann ich denn überhaupt noch essen?« Sie werden sehen – mit den Menüplänen und Rezepten in diesem Buch ist die Anti-Pilz-Diät durchaus schmackhaft und auch bald sehr abwechslungsreich. Sie finden eine Vielzahl an Rezepten, die sehr preiswert und schnell zubereitet sind und in jeden Alltag passen. Lassen Sie sich überraschen, wie schmackhaft und heilend die Candida-Diät ist.

Grundsätzlich empfehlen wir Lebensmittel von absolut hochwertiger Qualität, Gemüse aus biologischem Anbau, Fleisch aus artgerechter Tierhaltung sowie Fisch aus ausgesuchten, möglichst unbelasteten Gewässern. Bevorzugen Sie saisonal erhältliche Lebensmittel!

Außerdem müssen die Speisen gut bekömmlich sein. Um dies zu erreichen, müssen Sie bei der Lebensmittelauswahl und Speisenzubereitung grundsätzlich umdenken. Mit den in diesem Buch vorgestellten Garmethoden und der Küchentechnik lassen sich die Speisen schonend, werterhaltend, schmackhaft und bekömmlich zubereiten, sodass sie vom Verdauungsapparat vollständig verarbeitet werden können.

Bei der Auswahl der Lebensmittel werden neben der individuellen Verträglichkeit selbstverständlich die Vorlieben jedes Einzelnen berücksichtigt. Anstelle von Fleisch, Fisch und Käse werden zu Mittag öfter hochwertige Getreidespeisen aus Amarant, Quinoa, Hirse und Buchweizen (siehe hintere Umschlagklappe) gegessen. Für warme Getreidebreie wird das kurz vorher fein gemahlene Getreide möglichst frisch verarbeitet.

Fleisch- und Fischgerichte werden immer mit viel Gemüse als Trennkost beziehungsweise mit Kartoffeln als Basenspender kombiniert. Anstelle von tierischen Fetten beziehungsweise Billigspeiseölen werden hochwertige kalt gepresste Pflanzenöle verwendet (siehe hintere Umschlagklappe). Rohkost – Salat, Obst oder Fruchtsäfte – wird erst ab der dritten Diätstufe verzehrt. Und dann sollte es nur bis zum Mittag gegessen werden. Rohkost verursacht abends unweigerlich Gärung mit Bildung von Säuren, Alkohol und Gas.

PRAXIS

Das ist bei einer Anti-Pilz-Diät tabu:

Zucker: Jede Form von Zucker und alles, was damit gesüßt wurde: weißer und brauner Zucker, Rohrzucker, Traubenzucker, Honig, Ahornsirup, Birnendicksaft, Glukosesirup usw.

Getreide: Vor allem Auszugsmehle und alle daraus hergestellten Speisen wie Brot, Gebäck, Kuchen usw. Beachten Sie persönliche Unverträglichkeiten.

Früchte: Vor allem süße Früchte in allen Zubereitungsarten, auch als Säfte und Trockenfrüchte.

Alkohol: In jeder Form.

Rücksicht auf Lebensmittelunverträglichkeiten

Da bei einer Pilzbelastung immer auch einzelne oder mehrere Lebensmittel im Sinne einer Unverträglichkeit beteiligt sind, gilt es, diese mittels des AK-Tests herauszufinden (zum Beispiel Kuhmilchprodukte, Weizen, Hefe). Während der Diät müssen unverträgliche Lebensmittel ebenfalls vom Speiseplan genommen werden. Meist ist es sogar notwendig, einzelne unverträgliche Lebensmittel über die Durchführung der Candida-Diät hinaus noch etwas länger zu meiden. Danach werden die anfänglich unverträglichen Lebensmittel meist wieder gut vertragen.

Da bei Pilzbelastung häufig Hefe, Kuhmilchprodukte und Weizen unverträglich sind, finden Sie hauptsächlich Rezepte ohne diese Lebensmittel. Abhängig von der Art der Unverträglichkeit ist Folgendes zu beachten:

- Das Brot wird in Fladenform ohne Triebmittel oder mit natürlichem Sauerteig gebacken.
- Bei Unverträglichkeit gegenüber Kuhmilcheiweiß werden die üblichen Kuhmilchprodukte vorzugsweise durch hochwertige Schaf- oder Ziegenmilchprodukte, am besten vom Bauernmarkt, ersetzt.
- Bei einer Laktoseintoleranz besteht eine Schwäche des Milchzucker abbauenden Enzyms (Laktase). Dies kommt mit zunehmendem Alter bei vielen Menschen vor, darüber hinaus kann die Aktivität des Enzyms durch Candidapilze reduziert

werden. Daher ist im Falle einer Laktoseintoleranz auf jegliche tierische Milch und Joghurt zu verzichten. Alternativen sind dann Soja-, Hafer-, Reis- oder Hanfmilch, aber auch laktosefreie Milch und Joghurt. Käse ist von sich aus laktosefrei, Quark ist laktosefrei erhältlich.

- Butter wird oft gut vertragen, andererseits ist die Pflanzenmargarine Alsan-S eine gute Alternative.
- Wenn keine Lebensmittelunverträglichkeiten oder -allergien bestehen, kann bei allen Rezepten auf handelsübliche Käse- und Milchprodukte zurückgegriffen werden.

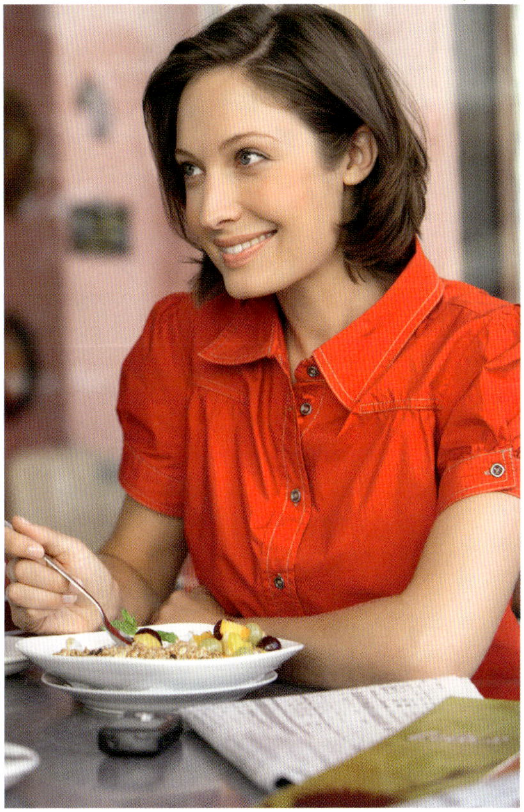

▲ Essen Sie nur das, was Ihnen auch bekommt! Für unverträgliche Lebensmittel findet sich immer eine Alternative.

Pflege der Esskultur

Die individuelle Anti-Pilz-Diät richtet sich nach den Grundsätzen einer Modernen Mayr-Therapie (siehe auch Seite 19 ff.). Daher ist auch die Pflege der Esskultur nach Dr. F. X. Mayr ein wichtiger Bestandteil der Candida-Diät. Es kann gar nicht oft genug betont werden, wie wichtig das richtige Essverhalten für die Ernährung ist. Gerade bei einer Candidamykose ist es wichtig, richtig essen zu erlernen und zu üben – das wird sich auch später für Sie auszahlen. Wenn Sie diese Grundsätze beachten, vermeiden Sie eine Überforderung Ihres Verdauungsapparates sowie eine Fehlverdauung und eine damit verbundene Übersäuerung:

Nehmen Sie sich Zeit zum Essen

Die Mahlzeit ist eine »heilige« Zeit, bei der Sie sich nicht stören lassen sollten, weder durch Radio, Fernsehen, Zeitung lesen, noch andere »schlechte Nachrichten«, die den Appetit verderben können. Planen Sie den Tagesablauf so, dass Sie genügend Zeit zum Essen haben. Essen Sie in Ruhe und vermeiden Sie Stress bei der Nahrungsaufnahme.

Gut kauen

Jede Mahlzeit, alles was Sie essen, muss gründlich gekaut werden. Nur so werden die Speisen mechanisch zerkleinert und können verdaut werden. Außerdem ist gründliches Kauen wichtig, um genügend Speichel zu produzieren. Der Mundspeichel enthält bereits ein Enzym, um die Verdauung im Mund beginnen zu lassen. Zählen Sie am Anfang mit: Kauen Sie jeden Bissen mindestens 30-mal, besser noch 50-mal, bis ein flüssiger Speise-Speichel-Brei entsteht. Erst dann hinunterschlucken!

Drei Mahlzeiten pro Tag

Normalerweise reichen drei Mahlzeiten völlig aus. Nur bei Kindern, Rekonvaleszenten, also nach einer Erkrankung, oder großem Hunger ist eine leicht bekömmliche Zwischenmahlzeit angebracht. Entsprechend unserem inneren Rhythmus ist die Verdauungskraft am Abend am geringsten. Daher sollte die Abendmahlzeit die kleinste Mahlzeit sein – und besonders leicht bekömmlich. Vermeiden Sie am Abend schwer verdauliche Speisen wie Rohkost (Salat, Obst und Fruchtsäfte), Vollkornspeisen und dergleichen mehr – übrigens auch nach der Candida-Diät.

Der richtige Zeitpunkt

Je früher die Abendmahlzeit eingenommen wird, umso besser, denn »der Darm geht mit den Hühnern schlafen«. Essen Sie so viel, dass ein angenehmes Sättigungsgefühl entsteht. Sie sollten nicht hungrig vom Tisch gehen, aber achten Sie genau darauf, wann Sie satt werden. »Aufhören, wenn es am besten schmeckt«, ist eine alte Volksweisheit, die absolut richtig ist.

Geben Sie Ihrem Organismus auch Zeit, die aufgenommenen Speisen ordentlich zu verdauen. Dazu braucht er im Regelfall vier bis fünf Stunden. Vertrauen Sie Ihrem Körper, dass er sich wieder rechtzeitig, in Form eines Hungergefühls, melden wird.

Die richtige Menge

Sie sollten lieber nicht nach dem Sprichwort sich »lieber den Magen verrenken, als dem Wirt was schenken«. Sondern hören Sie ruhig auf zu essen, wenn der Körper das erste Mal ein angenehmes Sättigungsgefühl meldet. Jedes Zuviel und alles was dadurch nicht rechtzeitig und vollständig verdaut wird, fördert über Fehlverdauung ein Pilzwachstum.

Richten Sie lieber kleinere Mengen auf dem Teller an, wenn Sie nichts übrig lassen können. Bei Bedarf können Sie lieber etwas nachnehmen. Dies ist besonders abends aufgrund der reduzierten Verdauungsleistung wichtig.

Ausgewogener Säure-Basen-Haushalt

Eine säureüberschüssige Ernährung, wie sie bei uns weit verbreitet ist, begünstigt eine Pilzerkrankung. Eine Übersäuerung des Verdauungsapparates führt dazu, dass Speisen nicht ordnungsgemäß verdaut werden und länger im Darm bleiben. Dies führt über Gärungs- oder Fäulnisprozesse zu Verdauungsstörungen und einer Störung der Darmflora. Diese wiederum begünstigt eine Pilzbesiedlung. Andererseits wirken sich Pilze negativ auf den Säure-Basen-Haushalt aus. Diesen Kreislauf zu durchbrechen ist in der Candida-Diät unser Anliegen.

Eine Ernährung mit dem Ziel eines ausgewogenen Säure-Basen-Haushalts bedeutet, säurespendende Lebensmittel immer mit basenspendenden Lebensmitteln zu kombinieren.

Daher ist es wichtig zu wissen, welche Lebensmittel sauer (säurespendend) und welche basisch (basenspendend) sind. Dabei kann der Ausgleich bei jeder Mahlzeit, aber auch im Tages- oder Wochenrhythmus erfolgen. Letzlich ist ein langfristiges Gleichgewicht im Säure-Basen-Haushalt für die Gesundheit wichtig. Ein völliger Verzicht auf Fleisch, Fisch oder andere säurespendende Lebensmittel ist nicht nötig.

Säurespendende Lebensmittel

Säurespendende Lebensmittel enthalten vor allem nichtmetallische Mineralstoffe wie Phosphor, Chlor oder Schwefel in Verbindungen. Dazu gehören:

- tierisches Eiweiß (Fleisch, Fisch und Käse)
- Milchprodukte (Quark oder Käse)
- pflanzliches Eiweiß (Getreide, Hülsenfrüchte)
- Genussmittel (Alkohol, Bohnenkaffee, Nikotin)
- saure und exotische Südfrüchte
- Industriekost und -getränke
- erhitzte Öle und darin Gebratenes

Gering säurespendend bis neutral sind Butter, Naturjoghurt, Acidophilusmilch sowie milchsauer Vergorenes.

Basenspendende Lebensmittel

Diese Lebensmittel enthalten vor allem Kalium, Natrium, Calcium, Magnesium und Eisen als Mineralstoffe. Dazu gehören:

- praktisch alle Gemüsesorten (vor allem die Kartoffel)
- reifes heimisches Obst
- heimische Gewürze und Wildkräuter
- Milch und Sahne
- kalt gepresste Pflanzenöle

Achtung: Umkehrwirkung und Basenräuber

Ob letztlich durch die aufgenommenen Lebensmittel eine saure oder basische Stoffwechsellage entsteht, entscheiden die Verhältnisse im Organismus, vor allem im Verdauungsapparat. Hier wiederum ist die individuelle Verdauungskraft entscheidend. Wenn basenspendende Lebensmittel, vor allem Rohkost, nicht vollständig verdaut werden, führen sie durch Gärung zu einer sauren Stoffwechselsituation. Wir sprechen dann von der »Umkehrwirkung von basischen Lebensmitteln«.

Ebenso bewirken raffinierte Kohlenhydrate (Fabrikzucker, Weißmehl und deren Produkte) durch Entzug von Mineralstoffen eine saure Stoffwechselsituation. Daher bezeichnen wir diese industriell hergestellten Lebensmittel als »Basen- oder Mineralstoffräuber«.

Lebensmittel sinnvoll kombinieren

Um Ihren Säure-Basen-Haushalt zu unterstützen, essen Sie viele basenspendende Lebensmittel, am besten täglich Gemüse. Reduzieren Sie den Anteil säurespendender Speisen, indem Sie nur jeden zweiten oder dritten Tag Fleisch, Fisch oder Käse essen.

Kombinieren Sie säurespendende mit basenspendenden Lebensmitteln im Verhältnis 1 : 2. Jede Mahlzeit enthält dann nur ein Drittel Fleisch oder Fisch und zwei Drittel basische Lebensmittel wie Gemüse oder Kartoffeln. Beachten Sie, dass Beilagen wie Nudeln, Spätzle oder Reis auch säurespendend sind – sie eignen sich aus dieser Sicht nicht als Beilage zu Fleisch oder Fisch, sondern sind an fleischlosen Tagen völlig eigenständige Hauptspeisen in Kombination mit Gemüse.

Sinnvolle Lebensmittelkombinationen für das Säure-Basen-Gleichgewicht

Sauer	Basisch
Fleisch, Fisch	Gemüsebrühe, Kräutertee
Hülsenfrüchte	Gemüsesuppe, Gemüsesoße
Getreidespeisen	Kartoffeln, Gemüse
Teigwaren	Gewürzkräuter
Quark, Käse	kalt gepresste Pflanzenöle

Essen Sie zum Beispiel zu Fleisch oder Fisch immer Gemüse – auch in Form von Suppe – oder Kartoffeln, nicht jedoch Reis oder Getreide. Auf keinen Fall sollten Sie Brot oder Gebäck zu Fleisch oder Fisch essen. Ergänzen Sie die Speisen immer mit hochwertigen kalt gepressten Pflanzenölen.

Die Bedeutung von hochwertigen Fetten

Kohlenhydrate, Eiweiß und Fett sind die drei großen Nährstoffgruppen, aus denen unsere Lebensmittel bestehen. In der Candidatherapie werden vor allem die kurzkettigen Kohlenhydrate reduziert – gleichzeitig werden aber hochwertige Fette angeboten, um einerseits den Stoffwechsel zur Mobilisierung eigener Fettreserven (wovon meist genug vorhanden sind) anzuregen und andererseits die biologisch wichtigen Aufgaben der Fette zu erfüllen.

Fett wird oft auf seine gesundheitsgefährdenden Eigenschaften reduziert. Dabei hat Fett auch viele biologische Aufgaben, die nicht von anderen Nährstoffen übernommen werden können. Ohne Fett – oder besser ohne das richtige Fett – können wir nicht leben.

Fette bestehen aus sogenannten Fettsäuren. Dabei unterscheiden wir weiter zwischen gesättigten und ungesättigten Fettsäuren. Gesättigte Fettsäuren können über tierische Lebensmittel aufgenommen werden oder auch aus übermäßig zugeführten Kohlenhydraten im Körper gebildet werden. Hier handelt es sich um das tatsächliche Risikofett, das sich im Bauch als Reservefett ablagert.

Ganz anders die ungesättigten Fettsäuren. Sie können vom Körper nur zu einem ganz geringen Teil selbst hergestellt werden. Sie sind keine Risikofaktoren, sondern absolute Notwendigkeit für die Gesundheit:

- Sie unterstützen die Bildung des Gehirns, der Nerven, der Sinnesorgane und des Immunsystems vor allem am Anfang unseres Lebens.
- Sie regulieren Entzündungen, so auch bei der chronischen Entzündung durch Candida.
- Sie entgiften fettlösliche Giftstoffe, so auch Pilztoxine der Candida.
- Sie sind Bestandteile von Zellmembranen und daher unentbehrlich für Darm, Haut und Lunge.

Solche ungesättigten, unentbehrlichen Fettsäuren finden sich vor allem in kalt gepressten Pflanzenölen, Hochseefischen und Wildfleisch.

Bei den verschiedenen Gerichten der Candida-Diät werden daher reichlich kalt gepresste Pflanzenöle verwendet.

Wenn die Speisen angerichtet sind, geben Sie je nach Gericht und Geschmack 2–3 Esslöffel Leinöl, Hanföl, Olivenöl oder auch zerlassene Butter darüber. Behalten Sie diese Angewohnheit auch nach Ihrer Candida-Diät bei, denn kalt gepresste Pflanzenöle sind grundsätzlich ein wichtiger Bestandteil unserer gesunden Ernährung.

Kalt gepresste Pflanzenöle sollten niemals erhitzt werden. Daher benötigen wir in einer gesunden Küche und im Speziellen zur Zubereitung der Gerichte der Candida-Diät drei Sorten von Fetten:

- Butter als Aufstrich und zum Anschwitzen beispielsweise von Gemüse
- ein warm gepresstes Öl zum Kochen und Braten von Fleisch- oder Fischgerichten (z. B. Olivenöl)
- verschiedene kalt gepresste Pflanzenöle für kalte Zubereitungen (Aufstriche) und zum Ergänzen von fertig gekochten, angerichteten Speisen (z. B. Leinöl, Hanföl).

Küchenpraxis

In der Candida-Diät werden schonende Garmethoden verwendet, die den Nährwert der Lebensmittel erhalten: Gemüse und Kartoffeln werden am besten gedünstet oder gedämpft. Suppen und Saucen werden durch Pürieren von Gemüse und Kartoffeln cremig gemacht, da dadurch auf jegliche Fett-Mehl-Bindung verzichtet werden kann und die Gerichte besonders leicht bekömmlich werden. Hier die wichtigsten Garmethoden, die in der Candida-Diät benutzt werden, im Überblick:

Backen nennt man das Garen von Speisen im Ofen oder im Fettbad. Backen im Ofen bedeutet Garen mit trockener Hitze. Im Ofen werden Gebäck, Aufläufe, Pasteten und Brot gebacken.

Braten ist ein Garverfahren mittels trockener Hitze. Unter Braten versteht man Bräunen und Garen im heißen Fett bei 160 bis 200 Grad in der Pfanne oder im Bratgeschirr auf dem Herd bzw. in heißer Luft, eventuell mit Fett- und Flüssigkeitszugabe bei 160 bis 270 Grad im Backofen. Gewöhnlich wird das Gargut in einer Pfanne in heißem Fett gebraten. Dabei schließen sich die Poren des Fleisches, sodass kein Fleischsaft mehr austreten kann.

Dämpfen bedeutet Garen im aufsteigenden Wasserdampf. Das Gargut liegt in einem Sieb bzw. Kocheinsatz wenige Zentimeter über kochendem Wasser. Zum Dämpfen gibt es auch spezielle Dampfkochtöpfe, die aber nicht unter Druck stehen sollen.

Dünsten bedeutet Garen in etwas Flüssigkeit (Brühe, Fond, Wasser, Wein), meist mit wenig Speisefett.

Grillen bietet den Vorteil, ohne Fett garen zu können. Gleichzeitig gibt ein Holzkohlegrill einen unverwechselbaren Geschmack.

Gratinieren: Dafür steht wohl an erster Stelle das berühmte Kartoffelgratin. Gratins bekommen durch starke Oberhitze ihre braune Kruste.

Kochen: So gegensätzliche Gemüse wie Brokkoli, Hülsenfrüchte und Artischocken kocht man in viel Wasser, um die Farbe zu erhalten. Das Wasser sollte weiterverwendet werden. Nudeln werden in reichlich Salzwasser gekocht.

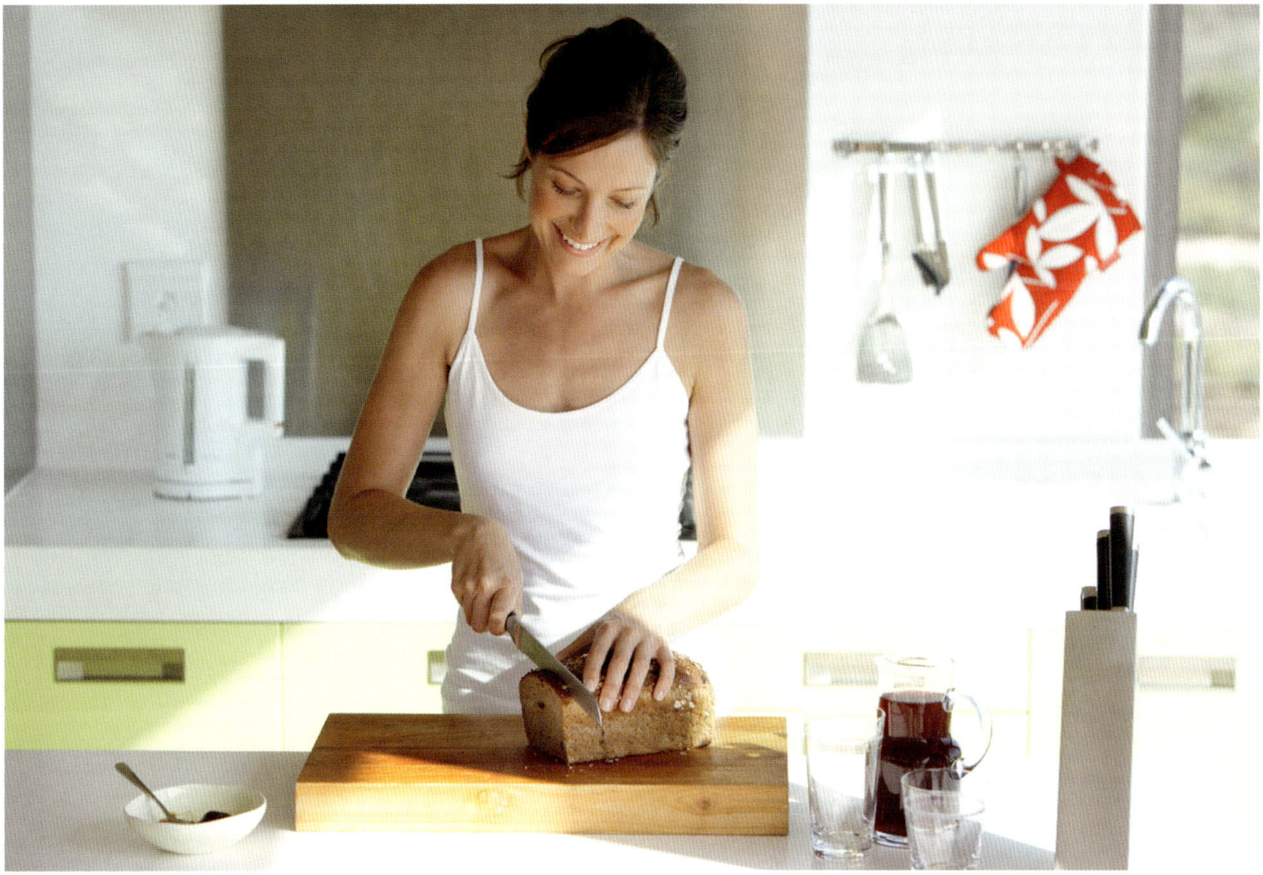

Schmoren: Zum Schmoren wird braun angebratenes Fleisch, Gemüse oder andere Lebensmittel mit Brühe, Wein oder Wasser zur Hälfte bedeckt und in einem Schmortopf mit geschlossenem Deckel langsam gegart.

Sieden bedeutet Kochen direkt am Siedepunkt. Das Gargut sollte reichlich mit Wasser bedeckt sein. Beim Sieden brodelt das Wasser leicht, man spricht auch von Köcheln.

Eine Übersicht über besondere Lebensmittel, die Ihnen während und nach der Candida-Diät besonders gut bekommen, finden Sie in der hinteren Umschlagklappe.

▲ Die richtige Zubereitung von Lebensmitteln trägt viel dazu bei, dass wir sie gut vertragen.

Vorbeugen einer erneuten Pilzinfektion

Candida-Pilze sind ein natürlicher Bestandteil der Flora des Menschen. Mit einer gesunden Lebensführung können Sie dafür sorgen, dass die Pilze keine Beschwerden mehr auslösen. Dazu gehört unter anderem eine langfristige Umstellung der Ernährung.

Durch keine Maßnahme wird es gelingen, Pilze von ihrem naturgemäßen Platz zu eliminieren. Theoretisch kann es daher auch nach einer erfolgreichen Pilztherapie immer wieder zu einem Rückfall kommen. Doch Pilze können nur Krankheitscharakter erlangen, wenn die Lebensführung nicht der Individualität des Menschen entspricht. Das gilt es zu ändern. Hierzu ist die Pilztherapie der erste einschneidende Schritt! Das Ziel einer Pilzbehandlung ist es, den Menschen zu einer Neuorientierung seiner Lebens- und Ernährungsweise zu führen.

Ernährung als aktive Gesundheitsvorsorge

»Wir können uns durch das tägliche Essen krank machen oder auch stark und gesund erhalten.« (Paracelsus)

»Diät« stammt vom Griechischen »Diaita« und bedeutet Lebensführung: Nur eine grundlegende Änderung der Ernährungs- und der Lebensweise schafft eine Milieuänderung und damit die Basis für ein gesundes Leben. In diesem Sinne sollten Sie auch nach dem Abschluss der Candida-Diät auf ihre Ernährungsweise achten.

Dabei ist uns die einfache Umsetzbarkeit und Schmackhaftigkeit der Speisen ein besonderes Anliegen! Wenn nämlich das, was wir an gesunden Speisen empfehlen, nicht mindestens gleich gut schmeckt wie das bisher Gewohnte, wird auf Dauer niemand gewillt sein, sich gesund zu ernähren.

Sie sollten nicht wieder unbegrenzt kurzkettige Kohlenhydrate essen – wie eventuell vor dem Beginn der Diät. Auch für eine langfristige gesunde Ernährung ist es sinnvoll, sich bei den unzähligen Weißmehlprodukten zurückzuhalten. Vielleicht ist Ihnen die langfristige Abkehr von raffinierten Kohlenhydraten durch das neu gewonnene Wissen auch schon fast eine Selbstverständlichkeit. Durch die Pilztherapie erlangt der Organismus eine natürliche Sensibilität für Dinge, die ihm guttun beziehungsweise die ihn schwächen. Nutzen Sie diese neue Sensibilität im positiven Sinn – Sie erhalten frühzeitig eine Rückmeldung des Organismus und seien Sie auch froh, wenn Sie merken, dass Sie nicht alles vertragen.

Individuelle Ernährung

Unser Anliegen ist es, dass jeder für sich selbst erkennt, wo die Grenzen in der Leistungsfähigkeit des eigenen Verdauungsapparates sind. Der eigene Körper bestimmt nämlich durch die Verarbeitung der Lebensmittel, ob und wie sie in uns wirken. Jeder Mensch hat beispielsweise sein eigenes Eiweiß und toleriert nur dieses; andere Eiweißstrukturen werden durch unser Immunsystem erkannt und abgewehrt. Grundsätzlich ist es richtig, dass wir möglichst natürliche beziehungsweise vollwertige Lebensmittel zu uns nehmen sollen. Aber – und dies ist besonders wichtig – wir müssen sie auch vertragen und so verarbeiten können, dass diese Lebensmittel uns auch zugutekommen können! Hier spielt die Kombination der Speisen eine große Rolle. Lebensmittel sollen nicht nur Nährstoffe bringen, sondern auch »lebendig« sein. Die Aufgabe des Verdauungsapparates ist es nun, sie dieser »Lebendigkeit« (entspricht der Individualität des Lebensmittels) zu entkleiden, damit unser menschlicher Organismus sich davon ernähren kann.

Beachten der Körperrhythmen

Ist der Verdauungsapparat aufgrund vorübergehender Leistungsminderung (tageszeitliche Schwankungen), gesundheitlicher Belastung (Rekonvaleszenz) oder Überforderung durch ein Überangebot an Nahrungsmitteln nicht in der Lage, die Nahrungsmittel vollständig und somit ordnungsgemäß zu verdauen, so wird das Zuviel durch Gärung oder Fäulnisprozesse abgebaut. Damit ist der Beginn einer intestinalen Autointoxikation gegeben, auf deren Boden sich leicht eine Pilzerkrankung entwickeln kann.

Daher sollten Sie auch nach dem Ende der Pilztherapie auf ihren Tagesablauf achten und tageszeitliche Leistungsunterschiede berücksichtigten. Durch diese Rhythmen wird nämlich ein Großteil der Regulationsvorgänge unseres Organismus gesteuert. Diese Regulationsvorgänge haben auch entscheidenden Einfluss auf die Gesunderhaltung unseres Körpers, nicht nur im physischen, sondern auch im geistig-seelischen Bereich.

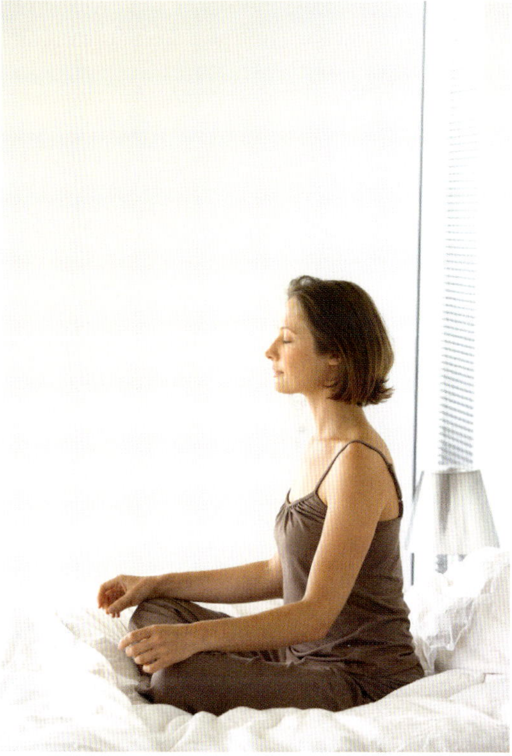

▲ Achten Sie auf Ihr Bauchgefühl! Daran erkennen Sie am besten, was gut für Sie ist.

Fasten zur Entgiftung

Regelmäßiges Fasten (in individuell abgestufter Form) ist eine unabdingbare Notwendigkeit für die Gesunderhaltung. Durch regelmäßiges Entgiften verhindert man, dass Stoffwechselschlacken im Körper liegen bleiben und die Abwehrmechanismen blockieren. Bis vor wenigen Jahren oder Jahrzehnten war dies auch noch eine absolute Selbstverständlichkeit. Auch wenn das Fasten kirchlich geboten war, hatte es hervorragende gesund erhaltende Wirkung für jedermann. Seit dem Wegfall dieser natürlichen Reinigungsfunktion des Stoffwechsels können wir eine deutliche Zunahme von Erkrankungen registrieren, die mit einer Verschlackung einhergehen. Der menschliche Organismus wird mehr und mehr zu einem Zwischen- und Endlager verbrauchter Stoffe, die den Körper nicht mehr verlassen können.

Pflege der Esskultur

Nicht nur belastende Lebensmittel und einseitige Ernährung führen zu gesundheitlichen Schäden, sondern auch Gewohnheiten und eine mangelnde Esskultur (siehe Seite 35). Diese ist für die Entstehung von chronischen Erkrankungen sogar wichtiger als alle anderen Faktoren. Daher sollten Sie auch nach dem Ende der Candida-Diät weiterhin konsequent auf die Esskultur achten. Die Pflege der Esskultur steht an oberster Stelle der gesund erhaltenden Maßnahmen!

Kleine Ausrutscher sind erlaubt

Fanatismus mit einer Fülle von Verboten ist bei der Ernährung fehl am Platz. Der Organismus hat im Normalfall eine Reihe von Kompensationsmechanismen. Diese wieder zu stärken ist Ziel der Behandlung. Wenn Sie sich im Anschluss an eine abgeschlossene Pilztherapie an die beschriebenen Grundsätze der Esskultur und der Lebensmittelauswahl halten, so ist durchaus ein »Ausrutscher« vertretbar. Dann aber mit Genuss und nicht mit schlechtem Gewissen und Vorwürfen, etwas Falsches getan zu haben. Von einmaligem »süßen Genuss« wächst noch kein Pilz. Auch hier ist es erst das »Zu viel« und »Zu oft«, das den Boden für Pilze bereitet.

So bleiben Sie gesund

Neben der Ernährung gibt es noch viele weitere Faktoren, die Einfluss auf die Gesundheit haben und dazu beitragen, einem erneuten Pilzbefall vorzubeugen. Eine besondere Rolle spielt das Immunsystem. Auch hier ist wieder die Ernährung zu nennen, die die notwendigen Mineralstoffe, Spurenelemente und Vitamine für die Immunfunktion liefert. Vielfach wird es mit der Ernährung alleine aber nicht mehr gelingen, alle notwendigen Stoffe zuzuführen, sodass eine medikamentöse Ergänzung (orthomolekulare Medizin) erfolgen muss. Mineralstoffe, Spurenelemente und Vitamine werden vom erfahrenen Arzt, entsprechend vorher durchgeführten Tests (Laboruntersuchung, AK-Test) individuell verabreicht.

Darüber hinaus können Sie die Abwehrfunktionen durch vernünftige Bewegung (nicht sportiven Freizeitstress!), Saunagänge und Kneipp-Anwendungen unterstützen.

Hygienemaßnahmen

Hygienische Maßnahmen gehören sowohl zur Behandlung einer Pilzerkrankung als auch zur Prophylaxe einer Reinfektionen. Dies betrifft nicht nur die tägliche Körperpflege, sondern auch die Intimpflege (auch des Partners) sowie den Mund- und Zahnbereich. Gerade die Zähne benötigen intensive Reinigung und Pflege, nicht nur aus Gründen eines möglichen Pilzbefalls. Allerdings sollte bei Pilzbefall die Zahnbürste öfter gewechselt werden. Prothesenträger achten darauf, dass die Reinigungslösung auch gegen Pilze wirken muss. Ölziehen kann über einen längeren Zeitraum (auch lebenslang) die Reinigungs- und Entgiftungsfunktionen unterstützen.

Schwermetalle und andere Schadstoffe reduzieren

Schwermetalle, allen voran Quecksilber, Blei und Cadmium, belasten das Immunsystem, den Säure-Basen-Haushalt, die Darmflora und die hormonelle Balance. Es ist durchaus denkbar, dass einige »Pilzsymptome« Symptome begleitender Schwermetallbelastungen sind! Schwermetalle stellen einen wichtigen Belastungsfaktor dar, der den Boden für eine Pilzerkrankung bereitet. Um einen erneuten Pilzbefall zu vermeiden, muss daher immer eine eventuell vorhandene Schwermetallbelastung erkannt und behandelt werden. Bei Verdacht auf Schwermetallbelastungen gilt allgemein folgendes Vorgehen:

- Messen der Körperdepots
- Ausschwemmen
- Ersetzen durch Mineralstoffe

Quecksilber ist Bestandteil von Amalgamfüllungen, die bei kariösen Zahndefekten verwendet werden. Es wird durch ständigen Abrieb beim Kauen in den Körper aufgenommen und blockiert so viele Körperfunktionen. Daher steigt auch der Quecksilbergehalt im Organismus mit Anzahl der Amalgamfüllungen. Bei Quecksilberbelastungen sollten die Amalgamfüllungen aus den Zähnen entfernt und das Quecksilber aus den Körperdepots ausgeschwemmt werden. Dies erfolgt mit sogenannten Chelatbildnern, die Quecksilber und andere Schwermetalle binden und ausscheiden. Gleichzeitig werden dem Körper notwendige Mineralstoffe, allen voran Zink und Selen, zugeführt. Alte Zahndefekte werden mit individuell verträglichen Materialien versorgt. Langfristig ist eine Mund- und Zahnhygiene anzustreben, bei der keine Karies entstehen kann.

Blei ist leider durch die industrielle Nutzung zu einem überall vorkommenden Umweltgift geworden. Bis vor wenigen Jahren wurde es noch als Beimengung in Kraftstoffen verwendet, außerdem als Rohmaterial für Wasserleitungsrohre, Farben, Düngemittel, Schädlingsbekämpfungsmittel und anderes. So gelangt es auch heute noch über die Luft und die Nahrungskette in den menschlichen Organismus. Kinder sind durch die höhere Aufnahme in die Lunge mehr gefährdet als Erwachsene. Bleibelastungen wirken sich ähnlich aus wie die mit Quecksilber, hinzu kommt die Anreicherung in den Knochen.

Cadmium finden wir vor allem im Zigarettenrauch, aber auch in Farben, Düngemitteln und Batterien. Auch Cadmium blockiert Stoffwechselvorgänge, was zu umfangreichen Beschwerden führen kann. In der heutigen Zeit sind wir vielen zusätzlichen Umweltbelastungen ausgesetzt wie Schadstoffen in der Luft, Chemikalien in Putzmitteln, Kosmetika und Waschmitteln, Wohngiften wie Holzschutzmitteln, Formaldehyd und Kleber, Pestiziden in Gemüse, Getreide, Obst, Salat und Tee und diversen Zusatzstoffen in Lebensmitteln. Daher ist es wichtig, die Lebensmittel als Grundlage einer gesunden Ernährung möglichst naturbelassen und unbehandelt – aus biologischem Anbau und artgerechter Tierhaltung – zu sich zu nehmen!

Psychische Faktoren beachten

Psychische Faktoren können an der Entstehung jeder Erkrankung mitbeteiligt sein. So können Sie auch zum Entstehen einer Pilzerkrankung beitragen. Vor allem, wenn emotionaler Stress länger anhält, kann er zum entscheidenden Faktor werden.

Wir wissen heute um die unmittelbare Beeinflussbarkeit des Immunsystems durch die Psyche. Sprichwörter wie »Ich bin sauer«, oder »Ich habe die Nase voll« beziehungsweise »Ich kann den/die nicht mehr riechen!« drücken körperliche Beschwerden durch emotionalen Stress aus.

Und noch ein Faktor ist hier zu erwähnen: In der Natur wachsen Pilze auf absterbendem Material. Ihre Aufgabe ist es, absterbendes beziehungsweise abgestorbenes organisches Gewebe abzubauen, damit neues Leben entstehen kann. Wir sollten daher versuchen, emotional Absterbendes und Abstumpfendes in allen Bereichen des Lebens zu vermeiden, auch wenn es oft nicht leicht fällt. Der Weg sollte dahin gehen, sich seinen psychischen Problemen zu stellen und ein positives Denken zu entwickeln.

Die Mykose ist ein Aufruf zur Lebensveränderung: weg vom Degenerierten, Absterbenden, hin zu aktiv positivem Denken unter Berücksichtigung einer naturgemäßen Individualität.

Die Candida-Diät: 3 Stufen zum Erfolg

Was müssen Sie bei der Candida-Diät ganz praktisch beachten? Welche Lebensmittel sind in den verschiedenen Stufen empfehlenswert? Hier finden Sie einen Überblick.

Stufe 1 – weniger ist mehr

So wird der Verdauungsapparat am besten geschont: Essen Sie während der 1. Stufe nur leicht verdauliche Lebensmittel – und zwar möglichst jeden Tag die gleichen Speisen zur jeweils gleichen Tageszeit. Diese Monotonie ist ein entscheidender Heilfaktor und ermöglicht eine rasche Regeneration.

Basiskost – empfehlenswerte Nahrungsmittel

- gutes Wasser oder stilles Mineralwasser
- verschiedene gute Kräutertees, Basenbrühe oder Gemüsebrühe ohne Suppenpulver
- Schafsjogurt, milder Schafsquark und Schafskäse, gutes Tofu
- Schafsmilch, Stutenmilch oder Ziegenmilch, bei Verträglichkeit auch Kuhmilch
- Kartoffeln, Karotten, Auberginen, Zucchini, Pastinaken, Petersilienwurzel, Fenchelknolle, Kürbis, Spinat, Mangold, Sellerie, Champignons, rote Rüben, Tomaten, Avocados
- Sonnenblumenkerne, Mandeln
- alle frischen Kräuter wie Thymian, Rosmarin, Zitronenmelisse, Minze, Kerbel, Majoran, Basilikum, Oregano (auch als in Öl eingelegtes Pesto), Meersalz oder Steinsalz, Zimt, Nelken
- Eier, mageres Geflügel oder Kalb, Rinderschinken, Lammfleisch, magere Salz- und Süßwasserfische
- hochwertige kalt gepresste Pflanzenöle (vorzugsweise Leinöl)

Bei Unverträglichkeiten gegenüber einzelnen Lebensmitteln muss dies unbedingt abgeklärt werden. Wir empfehlen auf jeden Fall, Rücksprache mit Ihrem Arzt zu halten. Und seien Sie versichert – es gibt immer eine Alternative!

In Stufe 1 unbedingt meiden

- Brot und Gebäck in jeder Form, Getreideprodukte, Weißmehl, Stärke, Grieß
- frische Salate und Rohkost in jeder Form
- schwer verdauliche Gemüse wie Kraut, Kohl, Hülsenfrüchte, Zwiebel, Knoblauch und Lauch
- alle Konservenprodukte, Glutamat, Aromat, Geschmacksverstärker
- jede Form von Obst und Obstsäften, Zitronen, Trockenfrüchte, Marmeladen
- Zucker in jeder Form, Ahornsirup, Obstdicksäfte, Traubenzucker, Honig, Süßungsmittel jeder Art, künstliche Süßstoffe
- Wein, Bier, Spirituosen, Limonaden, Colagetränke, Milchmixgetränke
- Kartoffelfertigprodukte, alle Fertigsuppen und -saucen, Suppenpulver, Hefewürze
- Tomatenketchup und Sojasoße mit Zuckerzusatz, Balsamicoessig
- Schweinefleisch, Würste und alle Produkte davon

Stufe 2 – wieder etwas Abwechslung

In Stufe 2 können Sie schon wieder verschiedene Getreidespeisen essen – zum Frühstück Brotfladen und zum Mittag verschiedene Gerichte mit glutenfreien Getreidesorten. Hatten wir bei Stufe 1 die Monotonie begründet, so gehört es bei Stufe 2 zum Prinzip, dass nicht immer das Gleiche gegessen wird. So vermeiden Sie, dass sich der Körper an ein Nahrungsmittel zu sehr gewöhnt. Daher gibt es wieder mehr Abwechslung bei den Hauptgerichten.

Empfehlenswerte Nahrungsmittel in Stufe 2

Alle Lebensmittel der Basiskost sind auch in Stufe 2 zu empfehlen. Zusätzlich können Sie Ihren Speiseplan um folgende Lebensmittel erweitern:

- Dinkelgetreide zum Frühstück, kleine Mengen Fladenbrot ohne Hefe oder Sauerteigbrot

- glutenfreies Getreide wie Hirse, Quinoa, Buchweizen, Reis und Mais – wenn Sie es gut vertragen
- kleine Mengen Zwiebeln, Knoblauch, Lauch, Bärlauch, Artischocke, Spargel, alle Pilze wie Steinpilze, Pfifferlinge, Morcheln, Shiitaki, Austernpilze
- mageres Wildfleisch gebraten oder geschmort, Rindfleisch gekocht, milde Käsesorten

In Stufe 2 unbedingt meiden

Alle in Stufe 1 verbotenen Lebensmittel, die in Stufe 2 nicht ausdrücklich zusätzlich empfohlen sind, sollten Sie weiterhin meiden:

- Konservenprodukte, Geschmacksverstärker usw.
- Früchte und daraus hergestellte Produkte
- Zucker und Süßungsmittel jeder Art
- alkoholische Getränke, Limonaden, Colagetränke, Milchmixgetränke
- Kartoffelfertigprodukte, Fertigsuppen und -saucen, Suppenpulver, Hefewürze
- Tomatenketchup und Sojasoße mit Zuckerzusatz, Balsamicoessig
- Schweinefleisch und alle Produkte daraus

Stufe 3 – Sie können Ihrem Darm schon wieder mehr zutrauen

Die Auswahl der Speisen wird in der dritten Stufe etwas anspruchsvoller und fordert die Verdauungsleistung stärker. Nun gibt es zwei Getreidegerichte pro Tag und wir beginnen langsam mit etwas Rohkost in Form von zarten Blattsalaten – mit

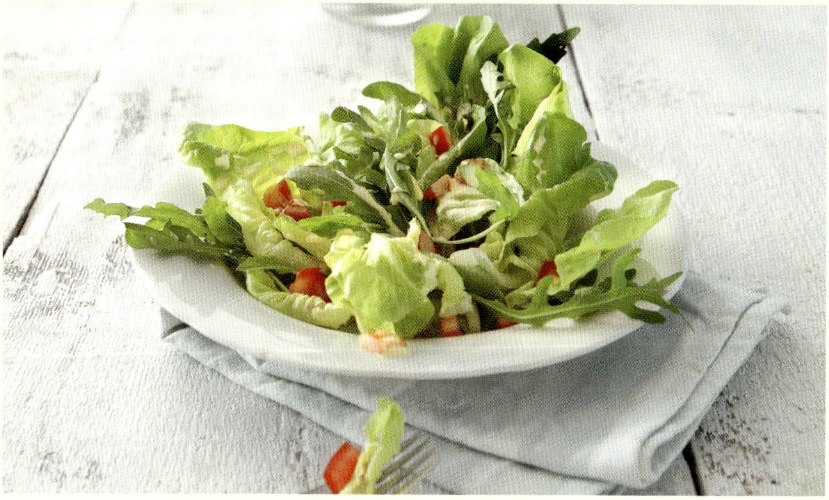

hochwertigen Pflanzenölen und wenig Apfelessig zubereitet.

Empfehlenswerte Nahrungsmittel in Stufe 3

Selbstverständlich sind in Stufe 3 alle Lebensmittel aus den beiden vorigen Stufen weiterhin zu empfehlen. Darüber hinaus können Sie auch zu folgenden Lebensmitteln greifen:

- leichte Blattsalate in geringer Menge zu Mittag, nicht am Abend
- Jogurtdressing, wenn verträglich Apfelessig
- Gurken, Paprikaschoten, Radieschen, Rettich, alle Kohlgemüsesorten wie Wirsing, Weißkohl, Brokkoli, Blumenkohl, Erbsen und weitere Hülsenfrüchte
- Dinkel, Hafer, Gerste, Roggen beziehungsweise daraus gefertigte Speisen wie Vollwertnudeln
- Nüsse

Die bei Stufe 2 als nicht verträglich aufgeführten Lebensmittel sollten Sie weiterhin meiden.

Übergang zur Normalkost

Für den Übergang von der Candida-Diät zu einer langfristig gesunden Kost finden Sie am Ende des Buches verschiedene Rezepte. Wählen Sie weiterhin Lebensmittel von höchster Qualität zur Zubereitung der Speisen aus. Ihr Verdauungsapparat kann wieder etwas mehr gefordert werden, um nicht in eine Überschonung zu rutschen. Beobachten Sie sich aber dabei, um zu spüren, was Sie vertragen und wie Ihnen die Speisen bekommen! Nun gibt es auch wieder mehr Rohkost: Gemüse zum Frühstück, Salate und Obst zum Mittag. Bevorzugen Sie vorerst noch Gerichte nach der Trennkost. Hier empfiehlt sich auch das Buch »F. X. Mayr: Die gesunde Ernährung danach« (P. Mayr, Haug-Verlag).

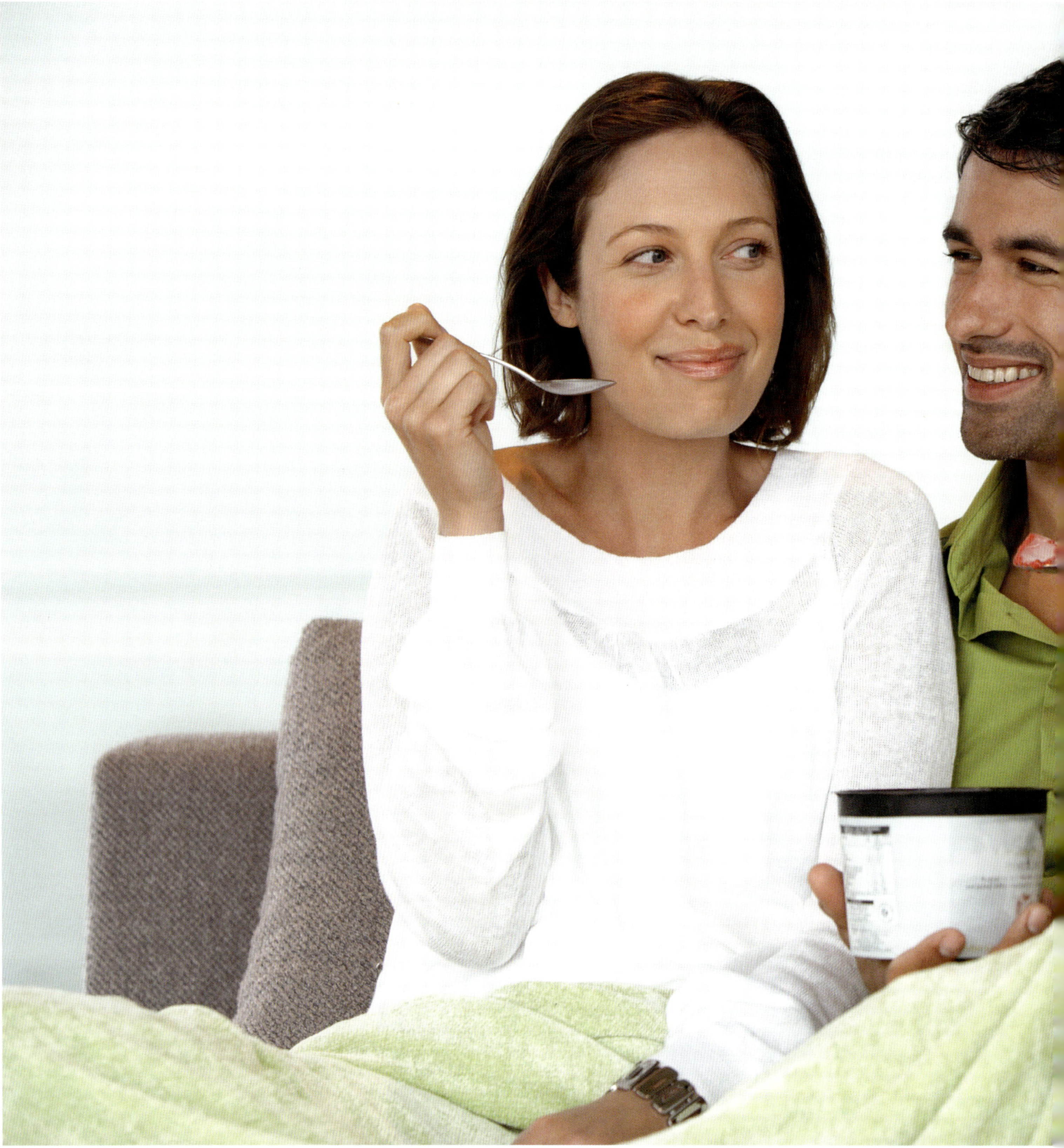

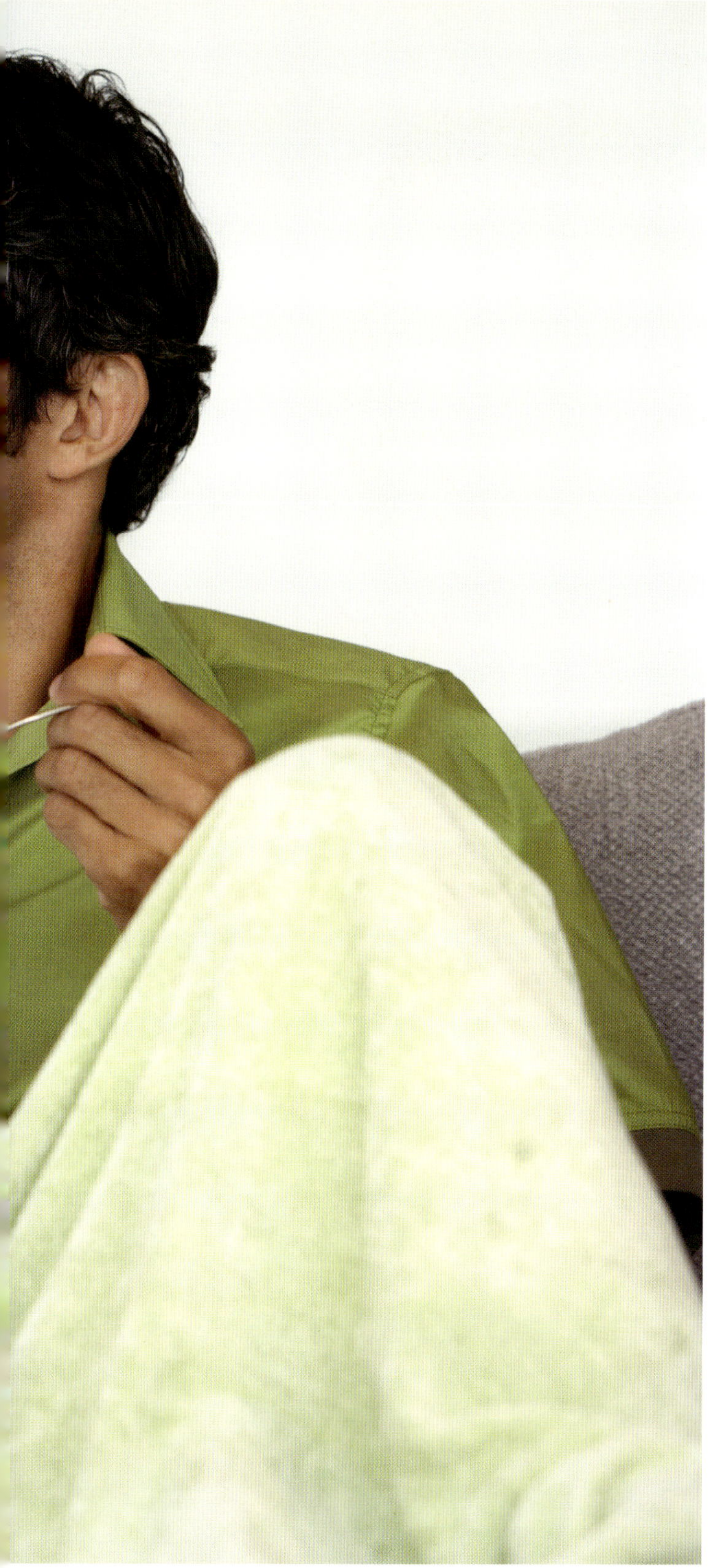

Die Anti-Pilz-Diät

Die Candida-Diät hat drei Stufen – jede Stufe sollten Sie 7 – 10 Tage lang durchführen. Wir stellen Ihnen für alle drei Stufen leckere Rezepte vor, die Sie ohne großen Aufwand nachkochen können.

STUFE 1

Schafsquarkaufstrich mit Thymian

Perfekt zu Pellkartoffeln

▶ Für 4 Personen

5 Min.

250 g Schafsquark · 6 EL Schafs- oder Kuhmilch oder Sahne · 2 EL kaltgepresstes Sonnenblumenöl · ½ TL Kümmel, gemahlen · 1 TL frische Thymianblätter · ¼ TL feines Meersalz

- Den Schafsquark in einer Schüssel mit der Gabel zerdrücken und verrühren.
- Mit allen anderen Zutaten gut vermischen.
- Portionsweise in kleinen Glasschalen anrichten – dafür eignet sich gut ein kleiner Eisportionierer.
- Im Kühlschrank aufbewahren. Frisch hergestellte Aufstriche halten sich im Kühlschrank 2 – 3 Tage, daher sind alle Aufstrich-Rezepte für 4 Portionen angegeben.

▶ Variation:

Für einen Kerbel-Schafsquark-Aufstrich ersetzen Sie das Sonnenblumenöl durch Leinöl und nehmen statt Kümmel und Thymian 1 Teelöffel frisch geschnittenen Kerbel.

Tipp

Probieren Sie auch andere frische, nicht zu fein geschnittene Kräuter wie Petersilie, Schnittlauch, Basilikum, Koriander, Minze, Zitronenmelisse, Oregano, Majoran, Estragon, Sauerampfer oder Dill. Falls Sie keine frischen Kräuter bekommen können, geben Sie 1 Teelöffel Kräuterpesto zum Aufstrich.

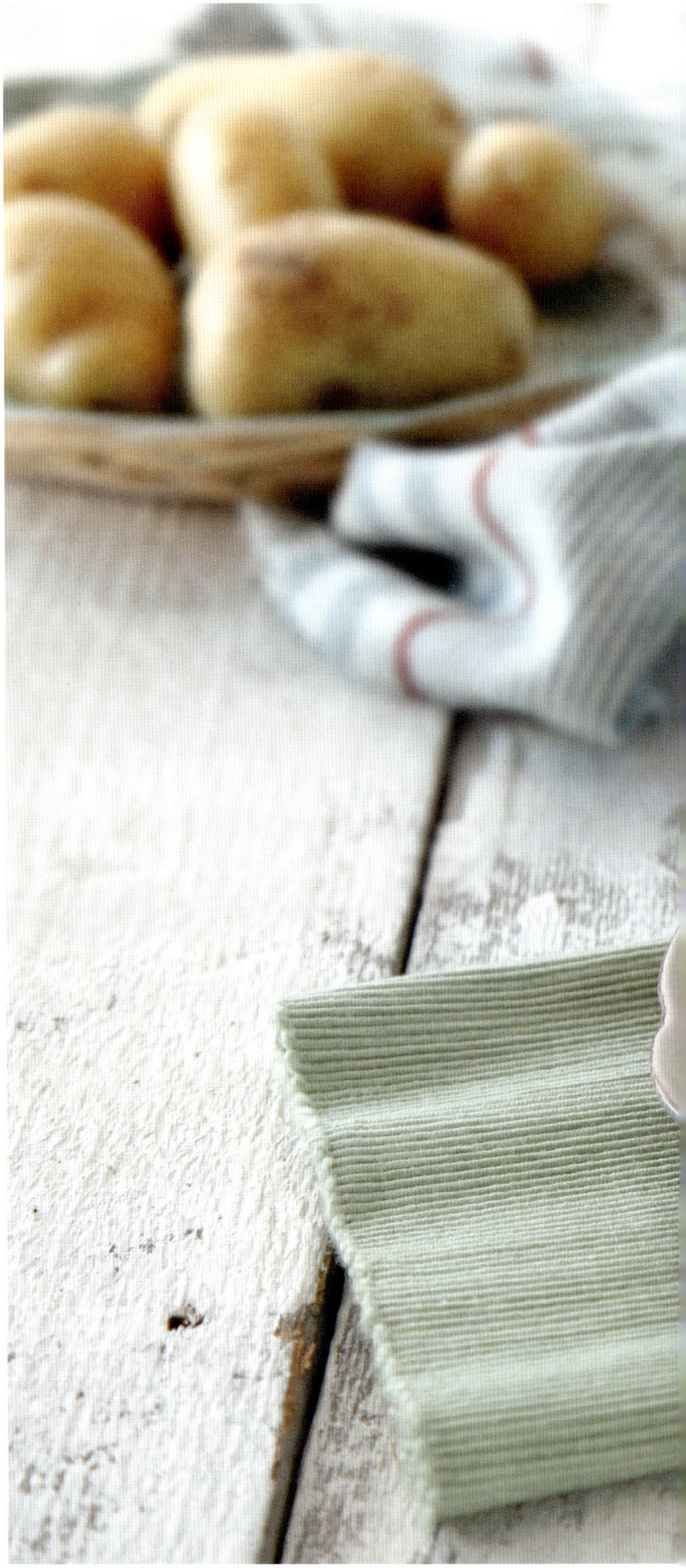

STUFE 1 – EIN SCHONENDER START

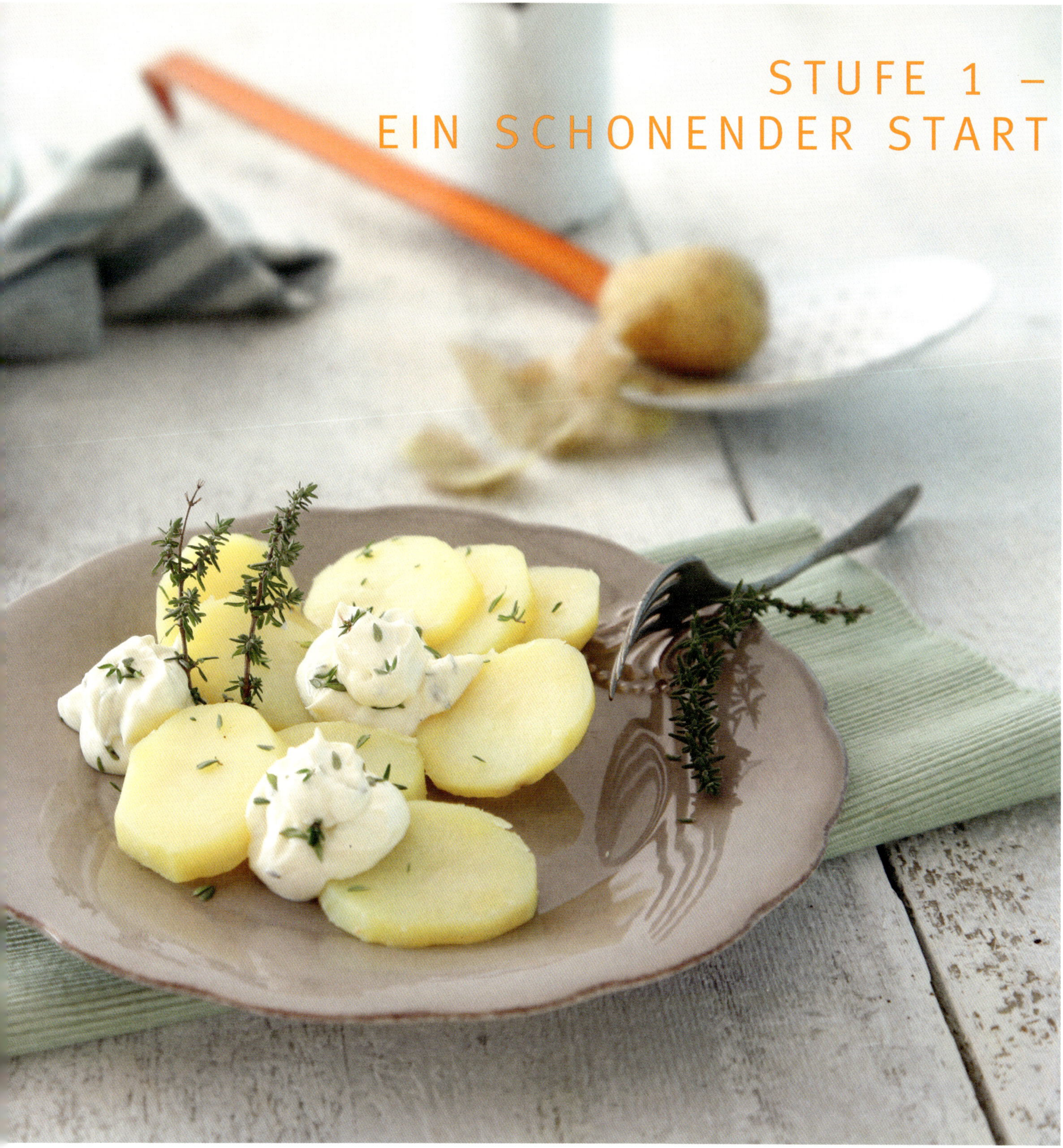

Stufe 1 – ein schonender Start

Während der ersten 7 – 10 Tage der Candida-Diät wird weitgehend auf kurzkettige Kohlenhydrate verzichtet – es gibt also kein Brot oder Gebäck. Das ist sicher erst einmal ein deutlicher Einschnitt in Ihre bisherigen Essgewohnheiten. Das wichtigste Nahrungsmittel in der ersten Stufe ist die Kartoffel, die leicht verdauliche Kohlenhydrate enthält.

Frühstück Zum Frühstück empfehlen wir frisch gedämpfte, geschälte Pellkartoffeln mit verschiedenen Aufstrichen (Seite 61 und 48–55). Zur Abwechslung kann es auch einmal ein Eieromelett oder Rührei (Seite 52) sein. Als Frühstücksgetränk gibt es verschiedene Kräutertees, die nicht gesüßt werden. Vorschläge finden Sie im nachfolgenden Speiseplan (siehe Seite 51). Da es bei der Candida-Diät warme Kartoffelscheiben statt Brot gibt, ist die Qualität der Kartoffeln besonders wichtig. Verwenden Sie daher eine besonders gut schmeckende Sorte für Ihre Candida-Diät. Es gibt viele verschiedene Sorten im Handel und jeder von uns hat seine Lieblingssorte, die ihm schmeckt. Zwischendurch kann man aber trotz allem einen Reinfall erleben – besonders wenn man im Supermarkt kauft. Kartoffeln vom Biobauern, ohne Spritzmittel gezogen, sind allemal zu empfehlen. Grundsätzlich unterscheidet man mehlige und festkochende Kartoffeln. Die mehligen Kartoffeln erkennt man an ihrer rauen Schale, die festkochenden weisen eine glatte Schale auf. Viele Sorten sind Mischformen. Ob Sie für die Candida-Diät lieber mehlige oder festkochende Kartoffeln nehmen, bleibt Ihrem Geschmack überlassen.

Mittagessen Als Mittagessen eignen sich in allen drei Diätstufen Basensuppen aus püriertem Gemüse (Rezepte ab Seite 58) sowie viele schmackhafte Gemüsegerichte mit Kartoffeln als Beilage (Rezepte ab Seite 67). Zweimal pro Woche kann etwas Fisch, mageres Huhn oder Kalb gegessen werden (siehe Seite 67).

Abendessen Das Abendessen sollte bescheiden sein! Um den Darm durch Wiederholung zu schonen, gibt es auch zum Abendessen warme Pellkartoffelscheiben mit Aufstrich – das Gleiche wie beim Frühstück. Sollte Ihnen das nicht reichen, können Sie vorweg eine pürierte Gemüsesuppe essen, die zu Mittag übrig geblieben ist. Decken Sie aber auch dieses einfache Gericht fürstlich auf, damit es etwas Besonderes ist und Sie es entsprechend genießen! Ihr Wohlbefinden und der gesunde Schlaf wird es Ihnen lohnen.

Getränke Das beste Getränk ist gutes klares Wasser. Damit Sie zum Trinken animiert werden, füllen Sie das Wasser in einen Glaskrug und geben 2 – 3 Zweige frische Zitronenmelisse oder Minze hinein. Mineralkristalle regen nicht nur zum Trinken an, sondern »energetisieren« auch das Wasser. Als warme Getränke empfehlen wir eine selbst gemachte Gemüsebrühe (Seite 56) oder die Fenchel-Basen-Brühe (Seite 56) sowie verschiedene Kräutertees – möglichst lose gekauft. Achten Sie darauf, zwischen den Mahlzeiten ausreichend zu trinken!

WISSEN

Unverträglichkeiten beachten

Bei einer Candidamykose treten oft auch Lebensmittelunverträglichkeiten auf – das gilt es bei der Speisenzubereitung zu beachten. In den Rezepten sind die verwendeten Milchprodukte austauschbar: je nach Verträglichkeit können Sie Kuh-, Schafs-, Ziegen-, Soja-, Reis- oder Hafermilch verwenden. Anstelle von Butter ist die Pflanzenmargarine Alsan-S oder auch jede andere ungehärtete Margarine aus Pflanzenöl möglich. Hühnereier sind durch Wachteleier ersetzbar. Hinweise dazu finden Sie auch bei den einzelnen Rezepten.

So könnte Ihre erste Woche aussehen

	Frühstück	Mittagessen	Abendessen
1. Tag	1 Kanne Anserinen- oder Zinnkrauttee eine in Scheiben geschnittene warme mittelgroße Pellkartoffel (S. 61) Schafsquarkaufstrich (S. 48)	Liebstöckel-Kartoffel-Suppe (S. 58) Zucchini mit Kartoffeln (S. 65)	evtl. Liebstöckel-Kartoffel-Suppe 1 Kanne Anserinentee warme Pellkartoffelscheiben (S. 61) Schafsquarkaufstrich (S. 48)
2. Tag	1 Kanne Fenchel- oder Thymiantee eine in Scheiben geschnittene warme mittelgroße Pellkartoffel (S. 61) Tofu-Karotten-Aufstrich (S. 53)	Karottensuppe (S. 60) Champignontortilla (S. 65)	evtl. Karottensuppe 1 Kanne Fencheltee oder Efeutee warme Pellkartoffelscheiben (S. 61) Tofu-Karotten-Aufstrich (S. 53)
3. Tag	1 Kanne Melissen- oder Blutwurztee eine in Scheiben geschnittene warme mittelgroße Pellkartoffel (S. 61) Sesamaufstrich (S. 54)	Stangenselleriesuppe (S. 58) geschmortes Fenchelgemüse mit Kartoffeln (S. 66)	evtl. Stangenselleriesuppe Melissen- oder Eberwurztee warme Pellkartoffelscheiben (S. 61) Sesamaufstrich (S. 54)
4. Tag	1 Kanne Johanniskraut- oder Citronella-Tee eine in Scheiben geschnittene warme mittelgroße Pellkartoffel (S. 61) Avocadoaufstrich (S. 55)	Kürbissuppe mit Ingwer (S. 59) Fischfilet mit Basilikum (S. 67) Gemüsenudeln mit Pesto (S. 62)	evtl. Kürbissuppe mit Ingwer 1 Kanne Johanniskraut- oder Sanikelwurz-Tee warme Pellkartoffelscheiben (S. 61) Avocadoaufstrich (S. 55)
5. Tag	1 Kanne Honigklee- oder Angelika-Tee eine in Scheiben geschnittene warme mittelgroße Pellkartoffel (S. 61) Forellenaufstrich (S. 54)	Rote-Rüben-Suppe mit Meerrettich (S. 57) gegrillte Auberginen mit Kümmelkartoffeln (S. 66)	evtl. Rote-Rüben-Suppe 1 Kanne Honigklee- oder Lapacho-Tee warme Pellkartoffelscheiben (S. 61) Forellenaufstrich (S. 54)
6. Tag	1 Kanne Schafgarben- oder Efeu-Tee eine in Scheiben geschnittene warme mittelgroße Pellkartoffel (S. 61) Mandelaufstrich (S. 55)	Kürbissuppe mit Ingwer (S. 59) gratinierte Kartoffellaibchen (S. 62)	evtl. Kürbissuppe mit Ingwer 1 Kanne Schafgarben- oder Seifenrinden-Tee warme Pellkartoffelscheiben (S. 61) Mandelaufstrich (S. 55)
7. Tag	1 Kanne Käsepappel- oder Zinnkraut-Tee eine in Scheiben geschnittene warme mittelgroße Pellkartoffel (S. 61) Brokkoli-Leinöl-Aufstrich (S. 55)	Karottensuppe (Seite 60) Pellkartoffeln mit Butter und Meersalz (S. 61)	evtl. Karottensuppe 1 Kanne Käsepappel- oder Angelika-Tee warme Pellkartoffelscheiben (S. 61) Brokkoli-Leinöl-Aufstrich (S. 55)

Rührei mit Käse oder Schinken

Einfach und gut

▶ Für 4 Personen

5 Min.

4 Freilandeier · 8 EL Schafs- oder Sojamilch · 1 EL Butter oder Pflanzenmargarine Alsan-S · 1 TL frische Küchenkräuter · 20 g Käse, Schafskäse oder Rinderschinken

- Die Eier mit Schafs- oder Sojamilch verrühren.
- Die Butter in einer Pfanne zerlassen und die Eimischung hineingießen.
- Käse oder Schinken klein schneiden, darüberstreuen und alles ein paar Minuten zugedeckt stocken lassen.

Tipp

Hühnereier werden manchmal nicht gut vertragen. Falls das bei Ihnen der Fall ist, versuchen Sie Wachteleier – vielleicht vertragen Sie diese und müssen so nicht auf Eier verzichten. Rechnen Sie 2 Wachteleier für ein Hühnerei. Als pflanzliche Alternative zur Butter eignet sich eine gute ungehärtete Pflanzenmargarine, zum Beispiel Alsan-S.

Eieromelett mit Thymian und Gemüsewürfeln

Für das Sonntagsfrühstück

▶ Für 4 Personen

10 Min.

50 g Gemüse · 8 Freilandeier · 1 TL frisch abgezupfte Thymianblättchen · ¼ TL feines Meersalz · 4 EL Schafs- oder Kuhmilch · 1 EL Butter oder Pflanzenmargarine Alsan-S

- Das Gemüse in kleine Würfel schneiden und im Kocheinsatz in wenig Wasser etwa 5 Minuten dämpfen.
- Die Eier mit Milch, Salz und frischem Thymian verrühren.
- Butter in einer Pfanne schmelzen lassen. Die Gemüsewürfel und die Eimischung dazugeben, alles verrühren und in 2–3 Minuten gut stocken lassen.
- Mit einem Holzlöffel wie ein Omelett einmal zusammenklappen oder einrollen.

Tipp

Ein einfaches Omelett richtig zu machen, ist eine Kunst. Es sollte nicht zu fest stocken, sondern in der Mitte noch cremig sein – ähnlich wie ein weich gekochtes Ei zum Frühstück.

Tofu-Karotten-Aufstrich mit Walnüssen

Vegetarisch

▶ Für 4 Personen

10 Min.

100 g Tofu (Sojaquark natur) · 150 g Karotten · 1 TL Leinöl, kalt gepresst · 1 EL Walnusspaste oder 4 EL ganze Walnusskerne, fein gemixt · 2 EL Schafs- oder Kuhmilch oder Sahne · ¼ TL Meersalz · 1 TL frisches Basilikum

- Den Tofu in Würfel schneiden.
- Die Karotten waschen, schälen, in dicke Scheiben schneiden und im Kocheinsatz weich dämpfen.
- Den gewürfelten Tofu und die gedämpften Karotten im Mixer bzw. Cutter oder in der Moulinette mit den übrigen Zutaten gut cremig pürieren und abschmecken.

Tipp

Zur Abwechslung und geschmacklichen Veredelung können Sie verschiedene kalt gepresste Pflanzenöle unter die Aufstriche mischen. Achten Sie aber darauf, hochwertige Öle in kleinen dunklen Flaschen zu kaufen und diese im Kühlschrank aufzubewahren, denn Licht, Luft und Wärme machen die Öle schnell ranzig. Probieren Sie neben dem hochwertigen Leinöl auch kalt gepresstes Nussöl, Mandelöl, Kürbiskernöl, Sonnenblumenöl, Hanföl oder Rapsöl.

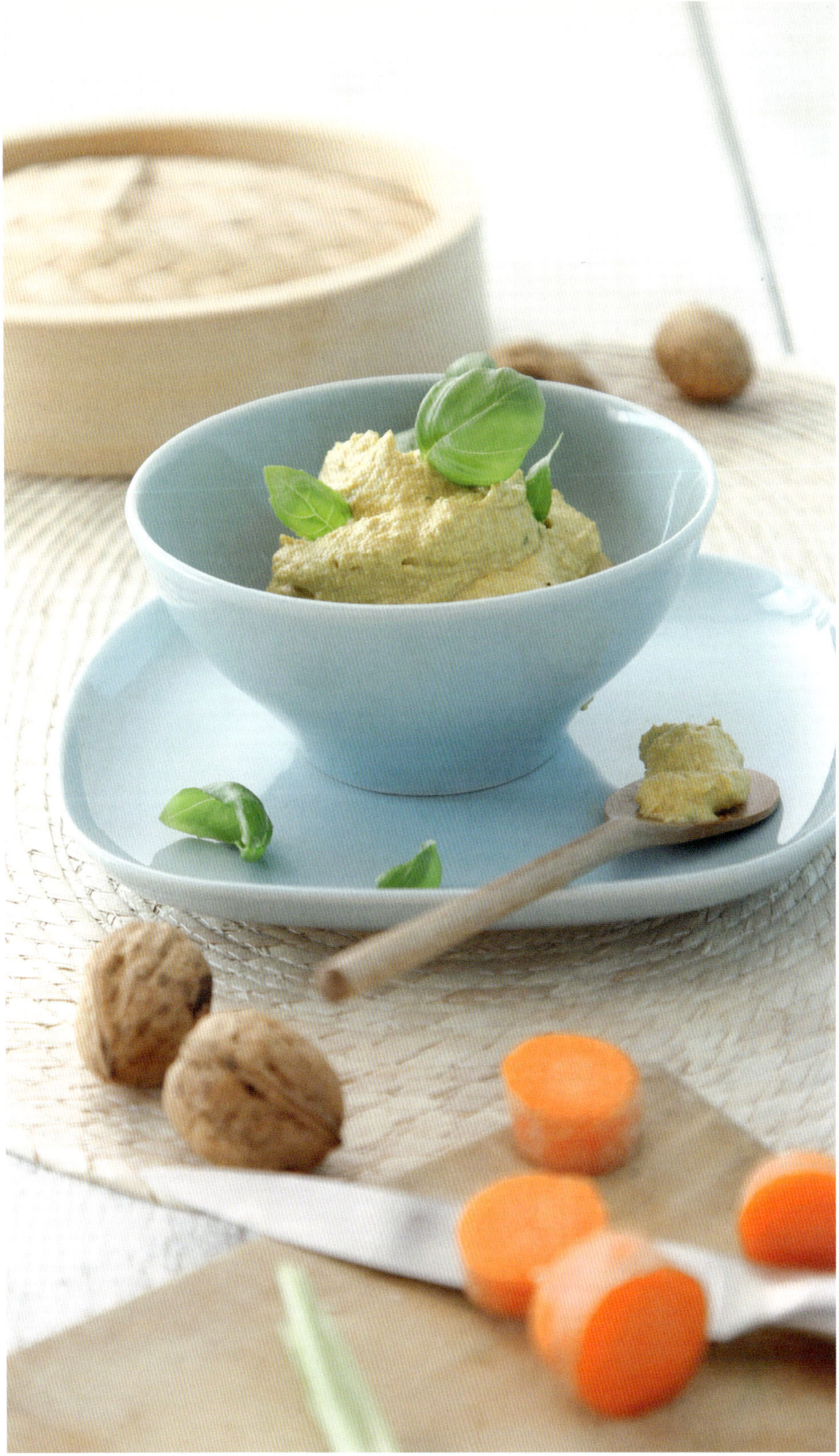

Sesamaufstrich mit Gemüse

Vegetarisch

▶ Für 4 Personen

10 Min.

300 g Karotten · 4 EL Sesam, ungeschält, in der Kaffeemühle gemixt oder 2 EL fertige Sesampaste · 2 EL kalt gepresstes Sesamöl · 1/4 TL feines Meersalz

- Karotten schälen, in Stücke schneiden und im Kocheinsatz weich dämpfen.
- Kurz abkühlen lassen und mit Sesampaste bzw. pürierten Sesamkörnern, Sesamöl und Salz im Mixer zu einem cremigen Aufstrich pürieren.
- Abkühlen und im Kühlschrank aufbewahren.

▶ Variation:

Sie können einen Teil der Karotten auch durch gedämpfte, noch warme Kartoffeln oder Sellerieknolle ersetzen.

Tipp

Ob Sie feines Meersalz, Steinsalz, Himalaya-Salz, Vollsalz, Ursalz oder ein ähnliches Salz verwenden, bleibt Ihnen überlassen. Es sollte möglichst mineralstoffreich und kein gebleichtes Industriesalz sein. Verwenden Sie Salz immer sparsam!

Forellenaufstrich mit Sellerie

Für Fischesser

▶ Für 4 Personen

10 Min.

100 g Sellerieknolle · 200 g mild geräucherte Forellenfilets · ca. 4 EL Schafs- oder Kuhmilch oder Sahne · 1 TL frisch geschnittene Zitronenthymianblätter oder Zitronenthymianpesto

- Sellerie waschen, schälen, in Stücke schneiden und im Kocheinsatz weich dämpfen. Kurz abkühlen lassen.
- Die Forellenfilets enthäuten und in Stücke schneiden.
- Die Forellenfilets mit Sellerie, Thymian und Milch bzw. Sahne im Cutter oder in der Moulinette zu einem feinen Aufstrich pürieren. Der Aufstrich sollte cremig, aber nicht zu flüssig sein – daher die Flüssigkeit vorsichtig dosieren. Salzen ist hier nicht notwendig.

▶ Variation:

Genauso können Sie auch einen Aufstrich mit geräucherter Lachsforelle oder einen Thunfischaufstrich zubereiten. Das geht auch ohne Sellerie, wenn Sie etwa 4 Esslöffel Sahne dazugeben. Der Fischaufstrich schmeckt übrigens auch mit warm gemixten Kartoffeln hervorragend.

Mandelaufstrich

Wertvoll pflanzlich

▶ Für 4 Personen

5 Min.

300 g geschälte Mandeln · ca. 6 EL Schafsmilch oder Sahne · ¼ TL Zimtpulver

- Mandeln mit Zimt in der Moulinette oder im Cutter fein pürieren.
- Milch oder Sahne zugeben und nochmals pürieren, bis ein cremiger Aufstrich entsteht.
- Zieht im Kühlschrank etwas an. Portionsweise anrichten.

TIPP

Sie können im Naturkostladen auch fertigen Mandelaufstrich im Glas bekommen.

Avocadoaufstrich

Ein fruchtig-milder Frühstücksgenuss

▶ Für 4 Personen

5 Min.

2 reife, weiche Avocados · 50 g Schafsquark oder Philadelphia (oder sehr milder Schafskäse, fein gerieben) · 1 TL frische Kräuter oder Kräuterpesto, z. B. Kerbel, Oregano, Basilikum, Kresse · 1 Prise feines Meersalz

- Avocados waschen, der Länge nach halbieren und verdrehen, den Kern entfernen.
- Das Fruchtfleisch mit einem Löffel herauslösen und in einer Schüssel mit einer Gabel fein zerdrücken.
- Die Frischkräuter fein hacken. Das Avocadofruchtfleisch mit dem Schafsquark, dem Salz und den Kräutern zu einem cremigen Aufstrich verrühren.

TIPP

Diesen Aufstrich sollten Sie immer nur frisch zubereiten und sogleich verwenden! Er kann nur kurzfristig aufbewahrt werden. Beim Pürieren mit einer Metallspirale unter hoher Geschwindigkeit verfärbt sich der Aufstrich durch Oxidation und wird grau. Da hilft auch kein Zitronensaft!

Brokkoli-Leinöl-Aufstrich

Antioxidativ

▶ Für 4 Personen

10 Min.

200 g Brokkoli · 4 EL fertige Mandelpaste im Glas · 100 g Schafsquark oder Philadelphiakäse · 4 EL gutes kalt gepresstes Leinöl · ¼ TL feines Meersalz

- Brokkoli in Röschen teilen, im Kocheinsatz ohne Deckel weich dämpfen und abkühlen lassen.
- Brokkoli in der Moulinette mit Schafsquark, Leinöl, Mandelpaste und Salz cremig pürieren.
- Falls nötig 2–3 Esslöffel Sahne oder Milch zugeben. Portionsweise anrichten, den Rest im Kühlschrank aufbewahren.

▶ Variation:

Sie können diesen Aufstrich auch zur Hälfte mit dem Karottenaufstrich von S. 53 mischen und statt Mandelpaste auch Walnusspaste oder Sesampaste verwenden.

TIPP

Sie können auch TK-Brokkoliröschen für dieses Rezept weich kochen und verwenden. Um die grüne Farbe von frischem Brokkoli zu erhalten, sollten Sie ihn nie zugedeckt dämpfen oder kochen oder im Dampf warm halten.

Gemüsebrühe

Das beste Basengetränk überhaupt!

▶ Für 4 Personen

10 Min. + 25 Min. Garzeit

3 l Wasser · 500 – 700 g ungespritztes Bio-Gemüse je nach Jahreszeit, beispielsweise Karotten, Sellerieknolle, Petersilienwurzel, Fenchelknolle, Stangensellerie, Pastinaken · 1 TL Wacholderbeeren · 4 Lorbeerblätter · 1 Bund frisches Liebstöckel, Petersilie, Thymian, Oregano oder Selleriegrün

- Das Wurzelgemüse mit einer Bürste unter fließendem Wasser sehr gut reinigen und mit der Schale verwenden, nur schälen, wenn die Herkunft unsicher ist.
- Das Gemüse in sehr kleine Stücke schneiden und mit den Gewürzen und Kräutern mit kaltem Wasser aufsetzen.
- Etwa 25 Minuten leicht wallend ohne Deckel kochen lassen, danach nur so viel durchseihen, wie Sie gerade benötigen, den Rest abkühlen lassen und kühl stellen. Dadurch wird die Brühe noch intensiver im Geschmack.
- Salzen und Würzen mit Bouillonwürfeln ist bei einer Gemüsebrühe, die als Basengetränk verwendet wird, nicht nötig! Nur wer es gar nicht anders mag oder wer die Gemüsebrühe als klare Suppe mit Einlage verwenden möchte, kann zusätzlich einen Teelöffel Meersalz und pflanzliche Streuwürze ohne Hefe, ohne Glutamat und ohne Geschmacksverstärker zum Abschmecken verwenden.

Tipp

Frisch zubereitet wird diese Brühe als Getränk genossen. Das abgeseihte Gemüse kann weiter verwendet werden, und zwar im zweiten Aufguss zum Ansetzen der Basensuppen bzw. Gemüsepüree-Suppen auf den Seiten 58–60. Möchten Sie mehr frisches Gemüse aus biologischem Anbau bevorraten, geben Sie das gewaschene und geschnittene Gemüse in Gefrierbeutel und frieren es ein. Bei Gebrauch schütten Sie das Gemüse in den Topf mit kaltem Wasser und lassen es 10 Minuten länger köcheln. Sie können auch die Stiele von abgezupften Frischkräutern oder Schalen von gutem Gemüse mitverwenden.

Fenchel-Basen-Brühe

Fenchel tut dem Magen gut

▶ Für 4 Personen

10 Min. + 25 Min. Garzeit

3 l Wasser · 600 g Fenchelknolle bzw. äußere Fenchelschalen 4 Lorbeerblätter · 1 Bund frische Kräuter wie Thymian, Majoran oder Liebstöckel · eventuell ½ TL Meersalz

- Die Fenchelknolle sehr klein schneiden, in einen Topf geben, mit kaltem Wasser auffüllen und 25 Minuten leicht wallend köcheln lassen.
- Dann die frischen Kräuter und Lorbeerblätter zugeben und noch weitere 5 – 10 Minuten ziehen lassen.
- Benötigte Menge Brühe abseihen, den Rest inklusive Gemüse abkühlen, dann im Kühlschrank aufbewahren. Brühe immer portionsweise abseihen und als Getränk separat warm machen, der Rest bleibt gut gekühlt im Kühlschrank stehen.

Zitronen-Zimt-Milch

Ein echter Candida-Killer.

▶ Für 2 Personen

3 Min.

1 Glas Schafsmilch oder Kuhmilch · Saft von ½ Zitrone · ¼ TL Zimtpulver

- Die Milch auf etwa 60 Grad erwärmen.
- Milch, Zitronensaft und Zimt gut vermischen und kurz stehen lassen, dann mit einem Teelöffel einnehmen.

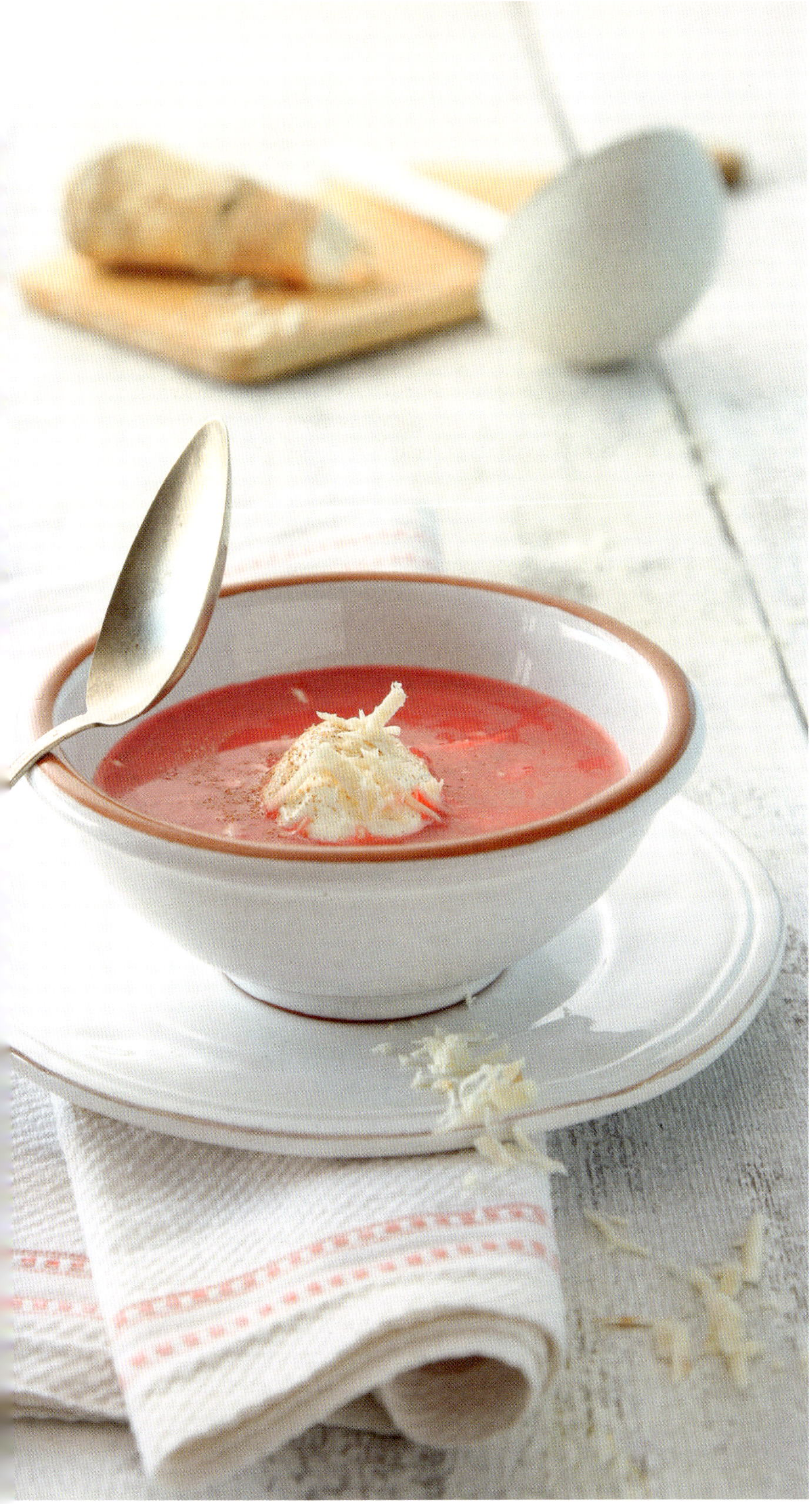

Rote-Rüben-Suppe mit Meerrettich

Ein Genuss für Augen und Gaumen

▶ Für 4 Personen

30 Min.

1 l Gemüsebrühe (siehe Seite 56) oder Wasser · 200 g rote Rüben gekocht · 150 g mehlige Kartoffeln · ½ TL gemahlener Kümmel · 1 gestrichener TL Meersalz · Saft von einer ¼ Zitrone · 1 – 2 EL frisch geriebener Meerrettich · 1 EL Butter oder Pflanzenmargarine Alsan-S · ab Stufe II 50 g Zwiebel · 100 g Schmand

- Am einfachsten ist es, die roten Rüben im Ganzen gekocht und verpackt im Handel zu kaufen. Sonst die roten Rüben im Ganzen waschen und mit der Schale weich kochen.
- Kartoffel waschen, schälen und in kleine Stücke schneiden. Gegebenenfalls Zwiebel schälen und klein schneiden.
- Butter oder Margarine erhitzen. Darin zuerst gegebenenfalls die Zwiebel, dann die Kartoffelwürfel anschwitzen, salzen und mit Gemüsebrühe aufgießen. Ohne Deckel ca. 20 Minuten weich kochen lassen.
- In der Zwischenzeit die frisch gekochten roten Rüben schälen und klein schneiden bzw. die fertig gekauften Rüben klein schneiden und in die Kartoffelsuppe geben.
- Kümmel, Meerrettich, die Hälfte des Schmands und den Zitronensaft zugeben und alles zusammen im Standmixer sehr fein pürieren. Mit dem Pürierstab wird die Suppe leider nicht so cremig.
- In vorgewärmten Suppentellern anrichten und mit je einem Teelöffel Schmand und darauf etwas gemahlenem Kümmel und Meerrettich garnieren.

Liebstöckel-Kartoffel-Suppe

Herzhaft und bodenständig

▶ Für 4 Personen

10 Min. + 20 Min. Garzeit

250 g mehlige Kartoffeln · 1 EL Butter oder Pflanzenmargarine Alsan-S · ab Stufe II ½ Stange Lauch oder ½ Zwiebel · 1 kleiner Bund Liebstöckel · 1 l Gemüsebrühe oder Wasser · 60 ml Schafsmilch oder Sahne · etwas frisch geriebene Muskatnuss · 1 TL Meersalz

- Kartoffeln waschen, schälen und achteln.
- Gegebenenfalls Zwiebel schälen bzw. Lauch putzen, waschen und klein schneiden. Liebstöckel putzen, waschen und klein schneiden.
- Butter oder Margarine erhitzen. Darin gegebenenfalls Lauch oder Zwiebel, dann Kartoffelstücke und Liebstöckel anschwitzen.
- Mit Gemüsebrühe aufgießen, salzen und ca. 20 Minuten kochen lassen.
- Danach entweder Schafsmilch oder Sahne zugeben und mit dem Mixstab oder im Standmixer fein pürieren. Gewünschte Menge servieren, die restliche Suppe auskühlen lassen und im Kühlschrank aufbewahren.

▶ Variation:

Anstelle von Liebstöckel können Sie auch andere Frischkräuter, wie Minze, Zitronenmelisse, Petersilie, Kerbel, Thymian, Majoran oder Oregano verwenden.

Tipp

Bei den Suppen-Rezepten wird zum Aufgießen entweder heißes Wasser oder – was viel besser schmeckt – der zweite Aufguss einer Gemüsebrühe verwendet (siehe Seite 56). Nur wenn es für Sie, zumindest am Anfang, geschmacklich gar nicht anders geht, können Sie dazu kochendes Wasser verrührt mit 1–2 Teelöffeln pflanzlicher Streuwürze (ohne Hefe, Glutamat und Geschmacksverstärker) verwenden.

Stangenselleriesuppe

Mal ein anderer Geschmack

▶ Für 4 Personen

15 Min. + 20 Min. Garzeit

150 g Kartoffeln · 150 g Stangensellerie · ab Stufe II 50 g Lauchstange · 1 EL Butter oder Pflanzenmargarine Alsan-S · 1 l Gemüsebrühe (siehe Seite 56) oder Wasser · geriebene Muskatnuss · 1 TL Meersalz · 60 ml Schafsmilch oder Sahne · 2 EL klein geschnittenes Selleriegrün

- Kartoffeln waschen und schälen, Sellerie putzen und waschen, Selleriegrün abzupfen. Gegebenenfalls Lauch putzen und waschen.
- Selleriestange (und Lauch) in Ringe, Kartoffeln in größere Würfel schneiden.
- Butter oder Margarine schmelzen lassen, darin (zuerst Lauch), dann Kartoffeln und Sellerie anschwitzen, salzen und mit Gemüsebrühe auffüllen.
- Etwa 20 Minuten kochen lassen, bis das Gemüse weich ist.
- Danach mit Sahne oder Schafsmilch im Standmixer oder mit dem Pürierstab fein pürieren und falls nötig nachwürzen.
- In vorgewärmten Schalen, Tassen oder Tellern anrichten und mit Selleriegrün garnieren.
- Restliche Suppe auskühlen lassen und im Kühlschrank aufbewahren.

Tipp

In Stufe 1 sollten alle angeführten Suppen ohne Zwiebel oder Lauch zubereitet werden – nur so wird die Verdauung genug geschont. Damit die Suppen aber auch für die Stufe 2 und 3 verwendet werden können, wird in den Rezepten auf beide Möglichkeiten eingegangen.

Kürbissuppe mit Ingwer

Herbstgenuss mit exotischem Touch

▶ Für 4 Personen

30 Min.

1 l Gemüsebrühe (siehe Seite 56) oder Wasser · 350 – 500 g Muskatkürbis oder Hokkaido · ab Stufe II 50 g Lauchgemüse · 1 EL Butter oder Pflanzenmargarine Alsan-S · 1 kleiner Bund Rucola oder Kerbel · ½ TL Meersalz · Muskatnuss · 60 ml Schafsmilch oder Sahne · 20 g frische Ingwerwurzel

- Muskatkürbis erst schälen und grob würfeln, Hokkaido ungeschält verwenden.
- Gegebenenfalls Lauch putzen, waschen und in Ringe schneiden. Ingwer waschen und mit Schale klein schneiden.
- Butter oder Margarine erhitzen. Darin zuerst gegebenenfalls den Lauch, dann den Kürbis und den Ingwer anschwitzen.
- Mit Gemüsebrühe auffüllen, salzen und ca. 20 Minuten weich kochen lassen. Rucola oder Kerbel grob schneiden.
- Die Suppe vom Herd nehmen, Schafsmilch oder Sahne, Rucola oder Kerbel und etwas frisch geriebene Muskatnuss zugeben. Danach fein pürieren – am besten im Standmixer, so wird die Suppe besonders cremig.
- Anrichten und eventuell mit 1 Teelöffel Schmand oder Schafsjoghurt und Kerbel garnieren.

▶ Variation:

Wenn es keinen Kürbis zu kaufen gibt, können Sie diese Ingwersuppe auch mit frischen Karotten oder gelben Rüben zubereiten. Von der Menge her reichen dann ca. 300 g. Oder Sie mischen etwa ein Drittel geschälte, rohe Kartoffeln unter das Suppengemüse.

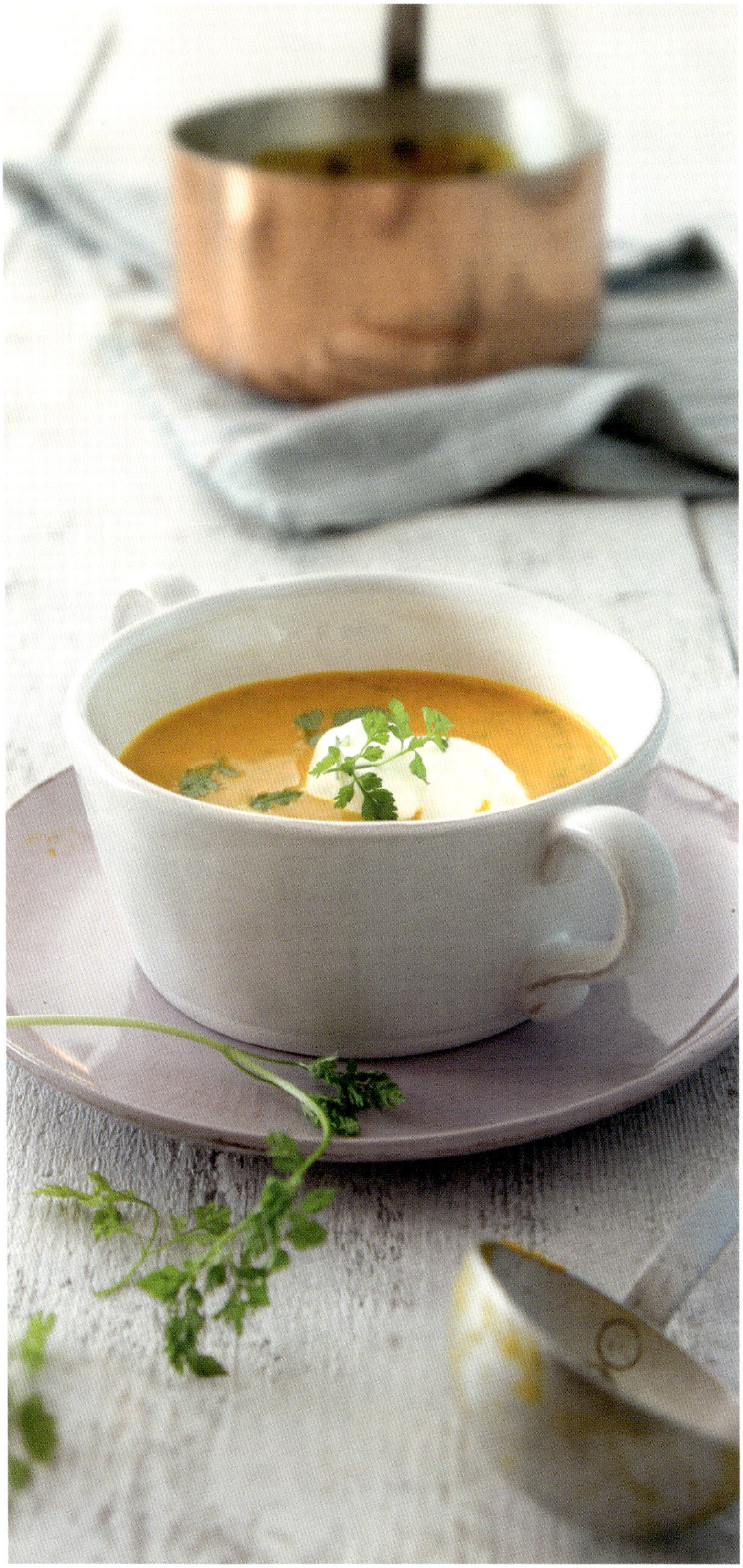

Karottensuppe

Vitaminreich

▶ Für 4 Personen

10 Min. + 20 Min. Garzeit

350 g Bio-Karotten oder Pastinaken · 1 EL Butter oder Pflanzenmargarine Alsan-S · ab Stufe II 50 g Zwiebel · 1 l Gemüsebrühe (siehe Seite 56) oder Wasser · 1/8 l Schafs- oder Ziegenmilch, Sahne oder Schmand · 1/2 TL Meersalz · etwas geriebene Muskatnuss · 1 EL gehackte Petersilie oder Petersilienpesto

- Die Karotten oder Pastinaken waschen, schälen und in Scheiben schneiden. Gemüseschalen für die Gemüsebrühe weiterverwenden. Gegebenenfalls Zwiebel schälen und fein schneiden.
- Butter oder Margarine erhitzen. Darin zuerst gegebenenfalls die Zwiebel, dann die Karotten oder Pastinaken anschwitzen.
- Das Gemüse salzen und mit Gemüsebrühe auffüllen. In etwa 20 Minuten weich kochen lassen.
- Das gewählte Milchprodukt, frisch geriebene Muskatnuss und Petersilie dazugeben und fein pürieren – am besten im Standmixer.

Tipp

Die Gemüsepüree-Suppen – auch Basensuppen oder Cremesuppen genannt – werden pro Liter Flüssigkeit aus 250–300 g frischem Gemüse gemacht. Je nach Wassergehalt des Gemüses kann die Suppe manchmal zu dünn oder auch zu dick werden. Eine zu dicke Suppe ist einfach zu korrigieren – mit etwas Gemüsebrühe oder Wasser. Ist die Suppe zu dünn, geben Sie eine warme gekochte Kartoffel in Stückchen dazu und mixen die Suppe noch einmal auf.

Kräuter-Basen-Sauce für Stufe 1

Universell einsetzbar – das Grundrezept für leckere Saucen

▶ Für 4 Personen

30 Min.

200 g mehlige Kartoffeln · ca. 1/2 l Gemüsebrühe oder Wasser ab Stufe II 50 g Lauch · 1 Bund frische Kräuter (Basilikum, Majoran, Thymian, Oregano, Rosmarin, Minze, Zitronenmelisse, Kerbel, Estragon) oder 1 EL Frischkräuterpesto · 1/2 TL Meersalz · Muskatnuss · 2–3 EL Schafs- oder Ziegenmilch oder Sahne · 1 EL Butter oder Pflanzenmargarine Alsan-S

- Die Kartoffeln waschen, schälen und in große Würfel schneiden. Gegebenenfalls Lauch putzen, waschen und in Ringe schneiden.
- Butter oder Margarine erhitzen. Darin zuerst gegebenenfalls den Lauch, dann die Kartoffeln kurz anschwitzen.
- Mit Gemüsebrühe aufgießen, salzen und in etwa 20 Minuten weich kochen lassen.
- Die frischen Kräuter fein schneiden. Die Schafsmilch, etwas frisch geriebene Muskatnuss und die Kräuter zur Brühe geben und im Standmixer oder mit dem Mixstab fein pürieren.
- Die Kräutersauce hält sich 2–3 Tage im Kühlschrank und kann beliebig variiert werden.

Tipp

Diese Kräuter-Basen-Sauce wird bei den Rezepten immer wieder zum Binden von Gemüse oder zum Strecken von Eintöpfen oder Getreidegerichten verwendet. Sie passt sowohl zu fleischlosen Gerichten als auch zu Fisch- oder Fleischgerichten und ist besonders schmackhaft und leicht verdaulich. Wenn die Kräuter-Basen-Sauce zu Fleisch oder Fisch serviert wird, sollten Sie den sich ansammelnden Fleisch- oder Fischsaft dazu mischen – das rundet den Geschmack ab.

Pellkartoffeln mit Butter und Meersalz

Ganz einfach und doch ein Genuss!

▶ Für 2 Personen
10 Min. + 45 Min. Garzeit
4 – 6 mittelgroße mehlige Kartoffeln · 2 EL Butter oder Pflanzenmargarine Alsan-S · Etwas feines Meersalz

- Die Kartoffeln unter fließendem Wasser mit einer Bürste säubern und im Kocheinsatz oder im Dampftopf in etwa 45 Minuten weich dämpfen.
- Anschließend pellen und in dicke Scheiben schneiden, auf vorgewärmten Tellern anrichten und mit Meersalz und Butter oder Margarine essen.

Tipp
Diese Speise ist als Arme-Leute-Essen bekannt. Nichtsdestotrotz kann ein solches Gericht bei entsprechender Einstellung zum Essen besser schmecken als jedes Fleischgericht! Kartoffeln sollten von bester Qualität sein und aus biologischem Anbau stammen. Versuchen Sie eine gut schmeckende Sorte auf dem Bauernmarkt zu bekommen. Eine raue Schalenhaut lässt erkennen, dass es sich um mehlige Kartoffeln handelt. Eine glänzende, glatte Schale lässt auf festkochende Kartoffeln schließen.

Kartoffelbrei mit Zimt

Einfach und lecker

▶ Für 2 Personen
10 Min. + 50 Min. Garzeit
10 g Sonnenblumenkerne · 3 – 4 mehlige Kartoffeln · 1 EL Butter · ½ TL feines Meersalz · ¼ TL Muskatnuss, frisch gerieben · ¼ l Schafs-, Kuh- oder Sojamilch · ¼ TL Zimtpulver

- Die Sonnenblumenkerne grob hacken.
- Die Kartoffeln unter fließendem Wasser mit einer Bürste säubern und im Kocheinsatz oder im Dampftopf in etwa 50 Minuten gut weich dämpfen.
- Anschließend die Kartoffeln pellen, halbieren und durch die Kartoffelpresse drücken. Die Milch erwärmen.
- Die zerkleinerten Kartoffeln mit Butter, Salz und Muskat vermischen. So viel heiße Milch zugeben, bis ein nicht zu dicker, aber sämiger Kartoffelbrei entsteht. Dabei mit einem Schneebesen rühren.
- Anrichten und den Zimt und die Sonnenblumenkerne darüberstreuen.

Tipp
Für ein gutes Püree die Kartoffeln immer stampfen oder durch eine Presse drücken. Auf keinen Fall mit einem elektrischen Pürierstab zerkleinern, da sich das Püree sonst wie Kaugummi zieht. Die übrigen Zutaten sollten per Hand mit dem Schneebesen kurz und schnell untergerührt werden.

Gratinierte Kartoffellaibchen

Köstlich vegetarisch

▶ Für 2 Personen

25 Min. + 50 Min. Garzeit

2 – 3 mehlige Kartoffeln · 1 EL frische Minzeblätter · ¼ TL feines Meersalz · 1 Msp. Muskatnuss, frisch gerieben · 50 g Philadelphia oder Schmand · 1 TL Butter oder Pflanzenmargarine Alsan-S · 1 große Tomate · 125 g Mozzarella · 1 TL Olivenöl

- Die Kartoffeln waschen und mit Schale im Kocheinsatz ca. 50 Minuten dämpfen. Anschließend pellen und mit einer Vierkantreibe grob reiben. Minzeblätter grob schneiden.
- Den Backofen auf 200 Grad vorheizen (Umluft 180 Grad).
- Die geriebenen Kartoffeln mit Salz, Muskat, Minze, Philadelphia und zerlassener Butter vermischen und 4 hohe runde Laibchen formen. Dazu können Sie einen Metallring verwenden: Die gewürzte Kartoffelmasse in den Ring pressen und glatt streichen.
- Mozzarella und Tomate jeweils in 4 dicke Scheiben schneiden. Die Kartoffellaibchen mit je einer Scheibe Tomate und Mozzarella belegen, ein Backblech mit Olivenöl einstreichen und die Laibchen darauflegen. Im Backofen überbacken, bis der Käse schmilzt.

Gemüsenudeln mit Pesto

Die ideale Beilage zu Fleisch- oder Fischgerichten

▶ Für 2 Personen

10 Min.

2 mittelgroße Zucchini · 2 mittelgroße Karotten · 2 mittelgroße Pastinaken · 1 Bund Rucola · 1 TL Butter oder Pflanzenmargarine Alsan-S · feines Meersalz · Pfeffer aus der Mühle · Muskatnuss, frisch gerieben · 2 EL Basilikumpesto

- Das Gemüse waschen, putzen und der Länge nach zuerst in dünne Scheiben, dann in feine Streifen (wie Nudeln) schneiden. Rucola waschen und grob schneiden.
- Die Karotten- und Pastinakenstreifen im Kocheinsatz 3 – 5 Minuten zugedeckt nicht zu weich dämpfen. Dann die Zucchinistreifen dazugeben und alles zusammen 1 Minute weiterdämpfen.
- Die Gemüsestreifen in einer großen Pfanne mit Butter oder Margarine, Salz, Pfeffer, Rucolastreifen und Basilikumpesto gut durchschwenken und auf vorgewärmten Tellern anrichten.

PRAXIS

Pesto – selbst gemacht

Sehr schnell kann man auch ein Kräuterpesto selber machen, indem man frische Kräuter mit hochwertigem kalt gepresstem Olivenöl und reichlich Salz, eventuell mit ein paar Pinienkernen oder Mandeln, in einem Mixer zu einer dicken Paste püriert. Abgefüllt in kleinen Schraubgläsern und im Kühlschrank aufbewahrt hält das Pesto wochen- oder gar monatelang. Sparen Sie nicht an Salz, sonst beginnen die Kräuter nach kurzer Zeit zu schimmeln.

Der Vorteil: Legt man frische Kräuter in Öl ein, so werden ihre ätherischen Öle – also die Geschmackstoffe – gebunden und das volle Aroma bleibt erhalten.

Frische oder in Öl eingelegte Kräuter werden den Speisen erst zum Schluss zugefügt und nicht mehr mitgekocht! Getrocknete Kräuter hingegen werden längere Zeit mitgekocht, damit sie ihren Geschmack voll entfalten können.

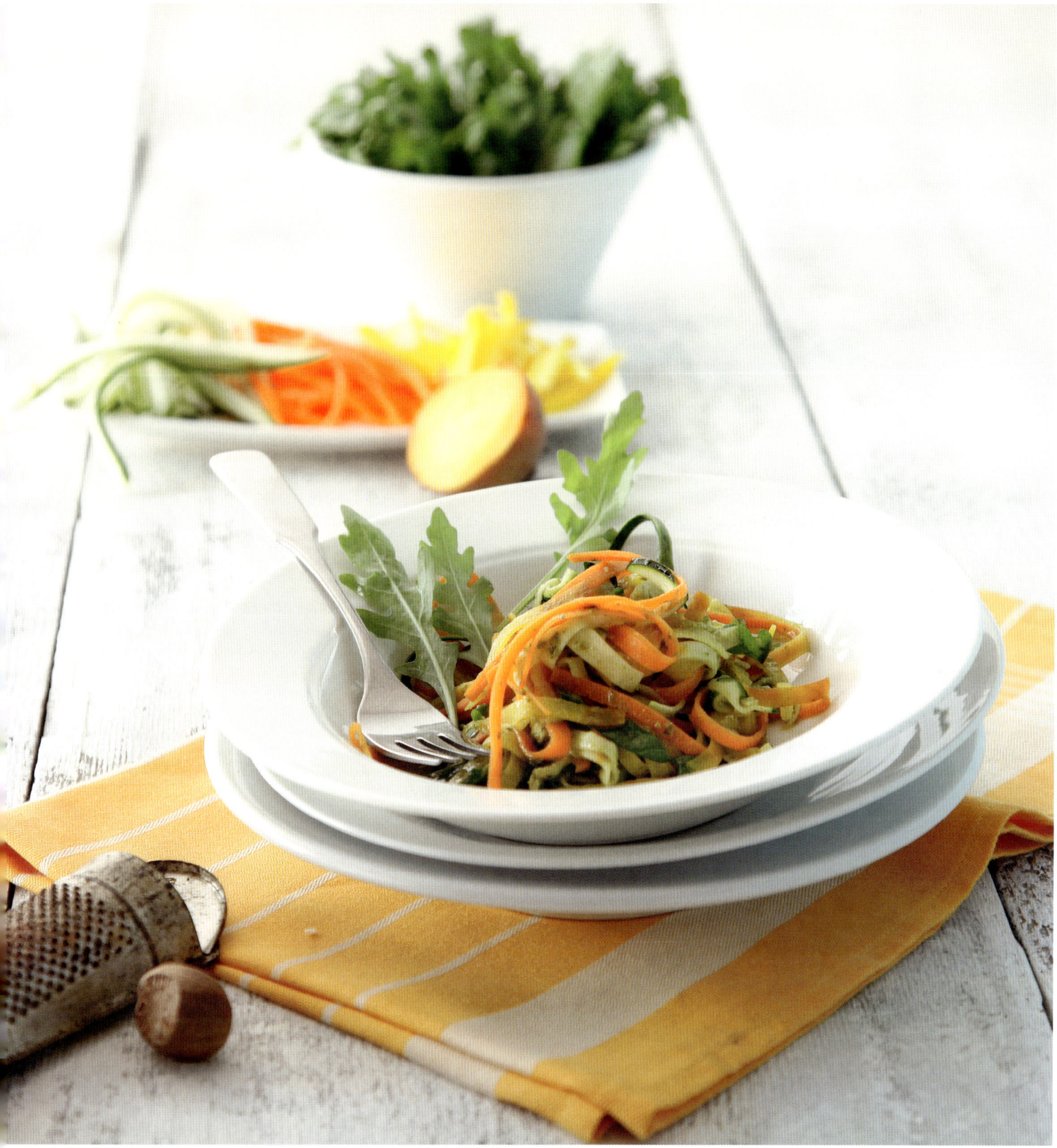

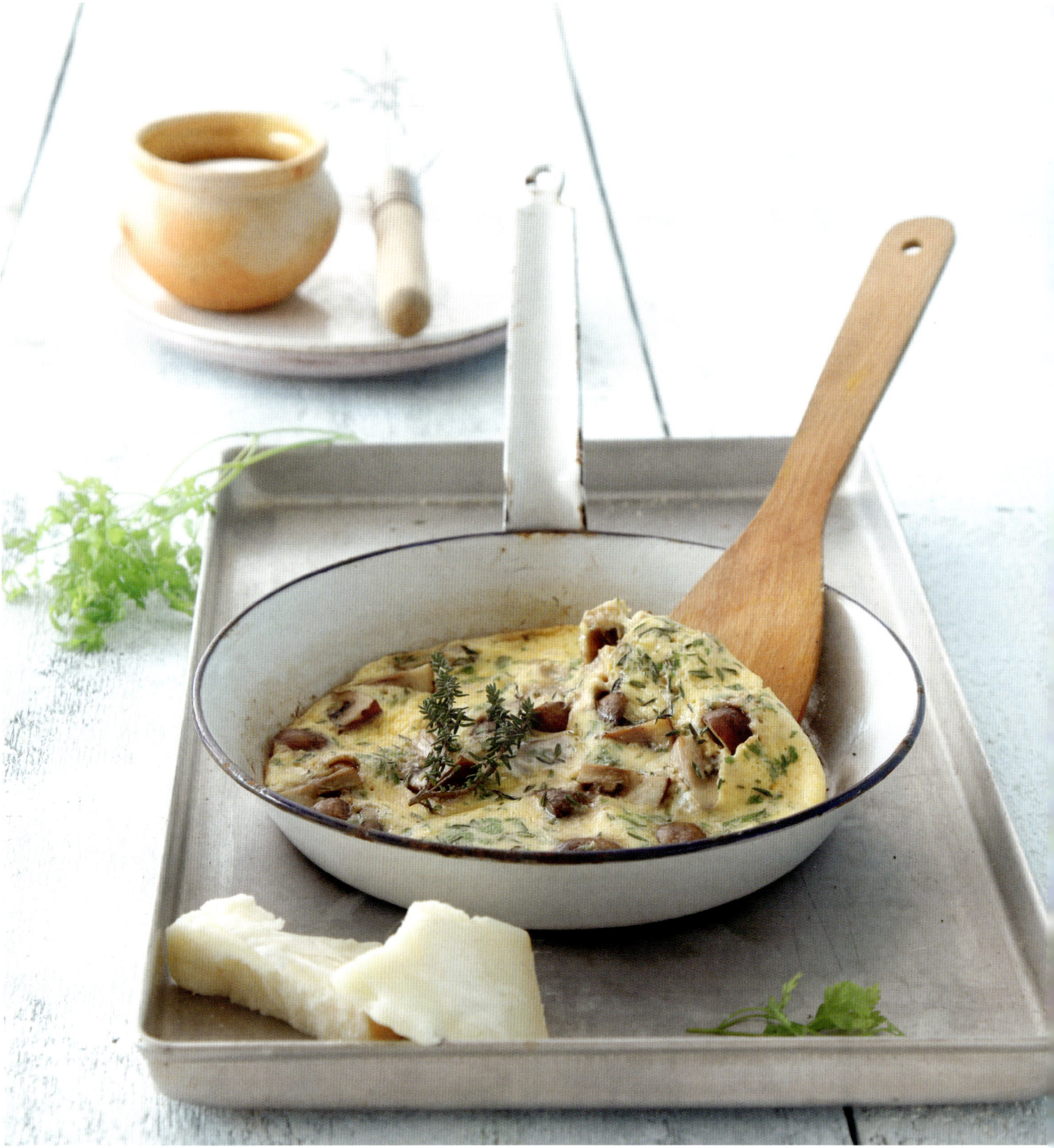

Zucchini mit Kartoffeln

Lässt sich gut vorbereiten

▶ Für 2 Personen

10 Min. + 45 Min. Garzeit

4 mittelgroße mehlige Kartoffeln · etwas feines Meersalz · etwas Pfeffer aus der Mühle · 1 TL Butter oder Pflanzenmargarine Alsan-S · 300 g Zucchini · 1 EL Olivenöl · 1 EL fein geschnittener Oregano

- Die Kartoffeln waschen und mit Schale in 45 Minuten weich dämpfen. Anschließend pellen, salzen, pfeffern und mit etwas zerlassener Butter bepinseln.
- In der Zwischenzeit Zucchini waschen, Strunk entfernen, der Länge nach in etwa ½ cm starke Scheiben schneiden, mit Öl bepinseln, salzen und in einer großen beschichteten Pfanne oder auf dem Grill beidseitig 2 – 3 Minuten braun anbraten.
- Die Kartoffeln in dicke Scheiben schneiden, mit Oregano, Salz und Pfeffer würzen und auf 2 warmen Tellern anrichten. Die Zucchinistreifen eventuell nachwürzen und dazu anrichten.

▶ Variation:

Zusätzlich gebratene Auberginenscheiben und dicke Tomatenscheiben sorgen für Abwechslung bei diesem einfachen Gericht. Sie können auch geschälte rohe Kartoffeln in dünne Scheiben schneiden und wie die Zucchini in Etappen beidseitig in einer Pfanne in Olivenöl anbraten, dann salzen, würzen und bei 100 Grad im Backofen warm halten, bis alle Scheiben gebraten sind. Im Sommer wird das Ganze im Freien auf dem Grill gemacht.

◀ Champignontortilla

Champignontortilla

Geht schnell

▶ Für 2 Personen

10 Min.

einige Zweige frischer Thymian und Kerbel · 4 Eier · 4 EL Schafs- oder Kuhmilch · etwas feines Meersalz · etwas Pfeffer aus der Mühle · 100 g frische Champignons · 1 EL Butter oder Pflanzenmargarine Alsan-S · 1 EL grob geriebener Schafskäse

- Thymian und Kerbel fein schneiden. Die Eier mit Milch, Salz und Pfeffer sowie 1 Teelöffel der geschnittenen Kräuter verrühren.
- Die Champignons waschen, vierteln und in 2 Portionen aufgeteilt nacheinander in einer kleinen Tortilla-Pfanne mit Butter oder Margarine anbraten. Jeweils die Hälfte der Eimasse in die Pfanne zu den Champignons geben.
- Die Eier einige Minuten stocken lassen und die Tortillas aus der Pfanne auf vorgewärmte Teller gleiten lassen.
- Vor dem Servieren mit Schafskäse bestreuen.

▶ Variation:

Anstelle der Champignons passen auch Tomatenwürfel mit ein paar Oliven, angebratene Zucchiniwürfel, Auberginenwürfel oder geschälte vorgekochte Kartoffelwürfel, frisch geschnittener Bärlauch, Rucola oder Gartenkresse.

Tipp

Alle Hauptgerichte der ersten Stufe können Sie ab Stufe 2 mit etwas fein geschnittenen Schalotten, Zwiebeln oder Lauch verfeinern. Während der ersten Stufe sollten Sie diese Gemüse noch nicht verwenden.

Geschmortes Fenchelgemüse mit Kartoffeln

Wunderbares Feingemüse

▶ Für 2 Personen

60 Min.

4 mittelgroße mehlige Kartoffeln · 2 Tomaten · 2 – 3 mittelgroße Fenchelknollen · ca. ¼ l Gemüsebrühe (siehe Seite 56) 60 ml Kräuter-Basensauce (siehe Seite 60) · 1 EL frisches Fenchelgrün · feines Meersalz · 1 EL Butter oder Pflanzenmargarine Alsan-S · 2 EL gutes kalt gepresstes Olivenöl · 100 g milder Schafskäse

- Kartoffeln waschen und im Kocheinsatz in etwa 50 Minuten weich dämpfen. Anschließend pellen und in dicke Scheiben schneiden.
- Während die Kartoffeln kochen, die Tomaten waschen, den Strunk entfernen und die Tomaten in mittelgroße Würfel schneiden.
- Fenchelknollen putzen, waschen, halbieren, das Grün abzupfen und beiseite stellen. Den Strunk keilförmig herausschneiden und die Hälften nochmals teilen. In einer großen Pfanne mit Butter oder Margarine anschwitzen.
- Mit Gemüsebrühe aufgießen und in etwa 20 Minuten zugedeckt weich dünsten.
- Wenn die Flüssigkeit nahezu völlig aufgesogen ist, die Tomatenwürfel dazugeben und nachsalzen.
- Mit fertiger Basensauce (siehe Seite 60) auffüllen und zuletzt die noch warmen Kartoffelscheiben und das Fenchelgrün untermischen.
- Schafskäse grob reiben oder fein würfeln. Das Fenchelgemüse auf zwei vorgewärmten Tellern anrichten, das Olivenöl darüberträufeln und den Schafkäse darüberstreuen.

▶ Variation:

Zum Dünsten vom Fenchelgemüse können Sie auch einen guten Weißwein verwenden. Frischer Schafsquark, milder Ziegenkäse oder Büffelmilch-Mozzarella runden dieses Gericht ab.

Gegrillte Auberginen mit Kümmelkartoffeln

Herzhaft

▶ Für 2 Personen

50 Min.

3 EL Olivenöl · 4 mittelgroße mehlige Kartoffeln · ½ TL Kümmel, ganz · 2 – 3 mittelgroße Auberginen · ½ unbehandelte Zitrone · 1 TL Oregano, getrocknet · etwas feines Meersalz · 1 – 2 EL Basilikumpesto (Rezept siehe Seite 62) · 1 kleiner Bund Basilikum · 100 g frischer, milder Schafskäse · 2 EL kalt gepresstes Olivenöl

- Den Backofen auf 200 Grad vorheizen (Umluft 180 Grad). Ein Backblech mit 1 Esslöffel Olivenöl fetten.
- Die Kartoffeln waschen, ungeschält der Länge nach halbieren und mit der flachen Seite nach unten auf das Backblech legen. Mit dem Kümmel bestreuen und im Backofen in etwa 40 Minuten goldbraun backen.
- In der Zwischenzeit die Auberginen waschen und in etwa ½ cm dicke Scheiben schneiden. Die Zitrone auspressen.
- Die Auberginenscheiben mit Zitronensaft beträufeln, salzen, Oregano darüberstreuen und dann in einer beschichteten oder gusseisernen Pfanne in 2 Esslöffeln Olivenöl beidseitig kurz braten. Sie ziehen nach.
- Die Scheiben dachziegelartig auf eine warme Servierplatte schichten. Den Basilikum in Streifen schneiden.
- Den Schafskäse fein würfeln, mit Basilikumpesto, dem kalt gepressten Olivenöl und den Basilikumstreifen in einer Schüssel gut vermischen und auf den Auberginenscheiben verteilen. Mit den fertigen Kümmelkartoffeln servieren.

Kalbs- oder Putenschnitzel mit Gemüse

Trennkost

▶ Für 2 Personen

10 Min.

300 g Karotten oder Pastinaken · 100 g Blattspinat · 10 g Butter oder Pflanzenmargarine Alsan-S · feines Meersalz · Pfeffer aus der Mühle · ca. 1/8 l Gemüsebrühe · 2 Portionen Schnitzelfleisch von Kalb oder Pute zu je ca. 120 g oder 2 Hühnerbrüstchen · 1 TL Öl zum Anbraten · ca. 100 ml Kräuter-Basensauce (siehe Seite 60) · 4 EL Sahne

- Karotten oder Pastinaken waschen, putzen, schälen, eventuell der Länge nach halbieren, und in nicht zu dünne Scheiben schneiden. Blattspinat waschen, abtropfen lassen und putzen.
- In einer Pfanne Butter schmelzen, die Karotten oder Pastinaken darin anschwitzen und etwas Gemüsebrühe angießen. Mit Salz und Pfeffer würzen, zudecken und immer wieder etwas Gemüsebrühe zugeben, bis das Gemüse nach etwa 5 – 8 Minuten weich und die Brühe nahezu aufgesaugt ist.
- In den letzten 2 Minuten den Blattspinat mitdünsten, allerdings ohne Deckel, damit die grüne Farbe des Spinats erhalten bleibt. Den Großteil der fertigen Basensauce unterheben.
- In der Zwischenzeit die gewählten Schnitzel waschen, auf Küchenkrepp legen und abtupfen. Leicht klopfen, salzen und in einer Pfanne mit Öl beidseitig knusprig braun anbraten, dann herausheben und mit dem fertigen Gemüse anrichten.
- Um das Brataroma auszunutzen, in der Fleischpfanne den Rest der Basensauce erwärmen, Sahne zugeben, nachwürzen und über den Schnitzeln verteilen.

Fischfilet mit Basilikum

Foto siehe S. 4

▶ Für 2 Personen

10 Min.

2 Fischfilets à 120 g von Zander, Saibling, Forelle oder Lachsforelle · feines Meersalz · Pfeffer aus der Mühle · 1 Handvoll frische Basilikumblätter · 1 EL Basilikumpesto (Rezept siehe Seite 62) · 1 EL Olivenöl

- Die Fischfilets waschen, auf Küchenkrepp legen und auf der hautfreien Seite salzen und pfeffern. Den Basilikum in feine Streifen schneiden. Die Filets mit ein paar Basilikumstreifen bestreuen und diese leicht andrücken.
- Die Filets in einer großen beschichteten Pfanne mit dem Olivenöl zuerst auf der Hautseite kross anbraten, dann vorsichtig wenden, damit die Basilikumstreifen nicht abfallen, und auf der zweiten Seite etwas Farbe geben. Das Ganze dauert etwa 2 – 3 Minuten, je nach Stärke der Filets. Nun die Filets wieder wenden.
- Sind die Filets etwas dicker und müssen noch durchziehen, dann die Pfanne vom Herd nehmen und die Filets zugedeckt noch etwa 2 – 3 Minuten in der Pfanne durchgaren lassen.
- Danach auf der hautfreien Seite mit dem Basilikumpesto bestreichen und anrichten.

▶ **Das passt dazu**

Basilikum-Basensauce (siehe Seite 60) und Gemüsenudeln (siehe Seite 62).

▶ **Variation:**

Ganze Fische werden ausgenommen, gesäubert, gewaschen, trocken getupft, gewürzt und in Olivenöl beidseitig angebraten, bis beide Seiten eine schöne goldbraune Farbe haben. Dann auf ein geöltes Backblech legen und im vorgeheizten Backofen bei 200 Grad je nach Größe entsprechend lange fertig garen. Das dauert bei einem 250 g schweren Fisch etwa 15 Minuten. Falls gewünscht, zuletzt mit etwas Knoblauchbutter bepinseln.

Brotfladen ohne Hefe

Das Grundrezept für bekömmliche Dinkelfladen

▶ **Für 4 Fladen**

25 Min.

250 g fein gemahlenes Dinkel- oder Buchweizen-Vollkornmehl
¼ l kohlensäurereiches Mineralwasser · ¼ TL feines Meersalz
1 Msp. gemahlener Kümmel oder Anis · 1 EL grob geschnittene Kürbiskerne, Sonnenblumenkerne oder ganze Pinienkerne

- Das Vollkornmehl mit Mineralwasser, Salz, Kümmel oder Anis und eventuell weiteren Zutaten in einer Schüssel zu einem glatten Teig verrühren. Ein kleines Gefäß mit kaltem Wasser bereitstellen.
- Mithilfe eines nassen Esslöffels 4 gleich große Teighäufchen mit ausreichend Abstand zueinander auf ein mit Backpapier ausgelegtes Backblech geben. Mit dem immer wieder eingetauchten feuchten Löffel den Teig zu 4 sehr dünnen Fladen glatt streichen. Darauf achten, dass auch der Rand dünn ausgestrichen ist, damit die Fladen gleichmäßig durchbacken können.
- Mit Sonnenblumen-, Kürbis- oder Pinienkernen bestreuen.
- Im vorgeheizten Backofen bei 200–220 Grad etwa 20 Minuten backen: Die Temperatur sollte so heiß gewählt werden, dass die Fladen innerhalb der 20 Minuten eine schöne braune Färbung bekommen – längeres Backen macht sie trocken. Sind sie bereits nach 15 Minuten schön gefärbt, die Temperatur in den letzten 5 Minuten auf etwa 180 Grad zurückdrehen.
- Die Fladen vom Papier lösen und auf einem Gitter erkalten lassen, damit sie ausdampfen können.

▶ **Variationen:**

Zusätzlich 1 Teelöffel fein geschnittene Frischkräuter oder 1 Esslöffel Bärlauch zum Brotteig geben. 50 g fein geschnittene Zwiebeln oder Lauch und eventuell ¼ Teelöffel fein gehackter Knoblauch – in einer Pfanne mit 1 Teelöffel Olivenöl kurz geschwenkt – bereichern den Fladen um natürlich wirksame »Anti-Pilz-Mittel« und zusätzliche interessante Geschmacksrichtungen.

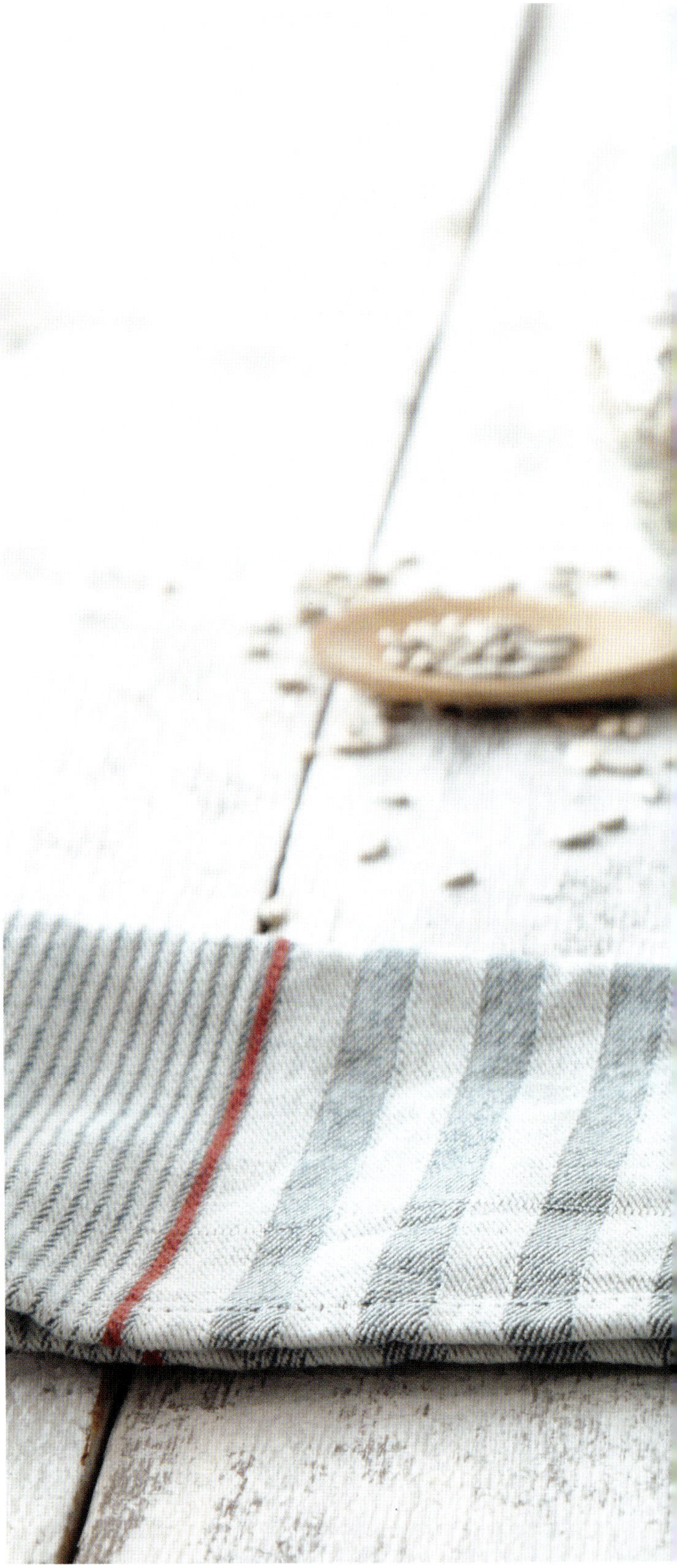

STUFE 2 – DIE AUSWAHL WIRD GRÖSSER

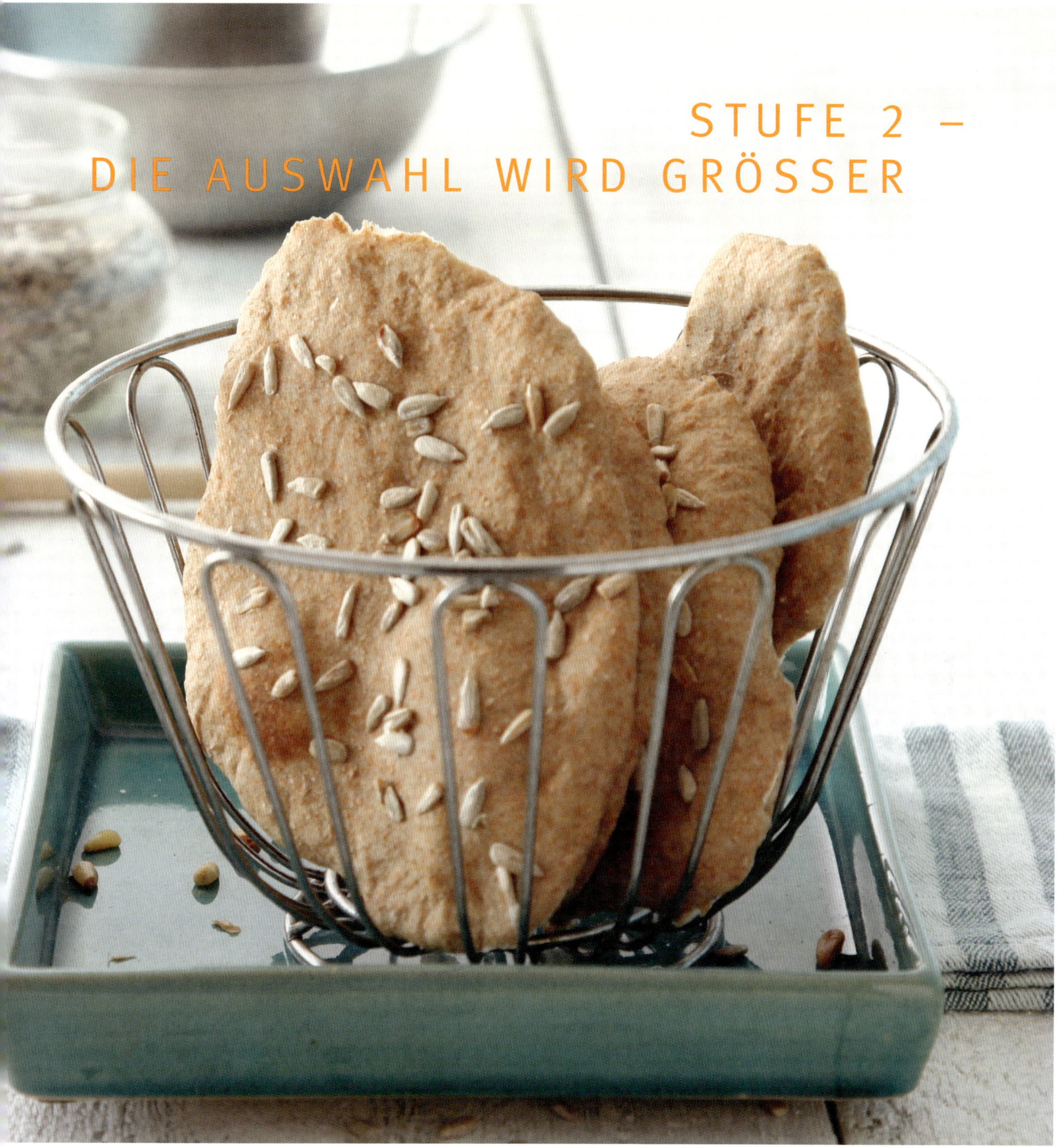

Stufe 2 – die Auswahl wird größer

Auch die zweite Stufe der Candida-Diät wird für 7 – 10 Tage empfohlen. Grundsätzlich können Sie alle Rezepte, die Sie aus Stufe 1 bereits kennen, weiterhin verwenden. Aber Sie haben nun noch mehr Auswahlmöglichkeiten: Es gibt nun auch wieder etwas Getreide – zum Frühstück als Dinkelfladen, mittags haben wir verschiedene Gerichte mit glutenfreien Getreidesorten für Sie.

Frühstück Zum Frühstück servieren wir Ihnen Pellkartoffelscheiben oder Brotfladen mit verschiedenen Aufstrichen. Auf Seite 68 finden Sie ein Rezept für schnell gemachte, hefefreie Dinkelfladen. Frisch gebacken schmecken die Fladen besonders lecker! Man kann sie auch gut einfrieren und eine halbe Stunde vor Gebrauch herauslegen. Sollte es Ihnen nicht möglich sein, die Brotfladen selber zu machen: Mittlerweile gibt es viele Bäckereien, die hefefreie Dinkel- oder Roggenfladen anbieten. Zur Abwechslung gibt es Omelette mit reichlich verschiedenen Einlagen. Zur Beruhigung: Es gilt als überholt, in der gesunden Ernährung den Eierkonsum aus Cholesteringründen einzuschränken. Als Frühstücksgetränk gibt es auch in Stufe 2 verschiedene Kräutertees, die ungesüßt getrunken werden. Als Alternative zu den getrockneten Tees können Sie auch frische Zitronenmelisse, Minze oder Rosmarin mit abgekochtem Wasser überbrühen, einige Zeit ziehen lassen und trinken.

Mittagessen Zum Mittagessen sollten Sie in der zweiten Stufe noch kein Brot essen – wir empfehlen verschiedene Kartoffel- und Gemüsespeisen. Nun finden Sie auch Gerichte mit Hirse, Buchweizen, Amarant und Co. Im Unterschied zu Stufe 1 können Sie außerdem Zwiebeln, Knoblauch und Kohlgemüse zu sich nehmen. Falls Sie eins der »neuen« Lebensmittel noch nicht vertragen sollten, ist es sehr einfach, die Rezepte ohne diese Lebensmittel zuzubereiten. Es schmeckt dann zwar nicht ganz so gut, die Rezepte gelingen aber dennoch ohne Probleme. Andersherum können Sie natürlich auch weiterhin die Hauptgerichte aus Stufe 1 zubereiten – gerne ergänzt um Zwiebeln, Knoblauch und Ähnliches. Ihre Auswahl erweitert sich also deutlich!

Abendessen Wie bei der ersten Stufe bleiben Sie auch bei Stufe 2 abends bei den gewohnten warmen Kartoffelscheiben mit verschiedenen Aufstrichen. Dazu gibt es eine Kanne beliebigen Kräutertee. Zuvor können Sie, falls es Ihnen nicht zu viel wird, eine Tasse Gemüsepüreesuppe essen, die Sie bereits zu Mittag gekocht und gegessen haben.

Getränke Für die Flüssigkeitszufuhr werden auch tagsüber ausreichend Kräutertees oder Gemüsebrühe (siehe Seite 56) empfohlen. Zwischendurch denken Sie auch an einen Krug Wasser mit frischen Kräuterzweigen und Zitronen- und Orangenscheiben. Stellen Sie ihn an Ihren Arbeitsplatz, dann vergessen Sie nicht, genug zu trinken.

WISSEN

Getreide – bitte als Vollkorn

Getreide wird uns hauptsächlich als helles Mehl (Weißmehl) angeboten und leider viel zu selten in Vollwertform gekauft. Das Weißmehl hat keinen Keimling mehr, keine Ballaststoffe und sorgt als kurzkettiges Kohlenhydrat für einen raschen Wechsel zwischen Anstieg und Abfall des Blutzuckers. Das belastet unser Herz-Kreislauf-System. Das beste Vollwertmehl erhalten Sie, wenn Sie ganze Getreidekörner aus biologischem Anbau selbst mahlen. Es enthält langkettige Kohlenhydrate, den Keimling, ausreichend Ballaststoffe und sorgt – im Gegensatz zu Weißmehl – für einen langsamen Anstieg und Abfall des Blutzuckers. Daher ist Brot aus Vollwertgetreide für unser Herz-Kreislauf-System besonders wichtig und empfehlenswert. Kurz vor der Verwendung frisch gemahlen hat das Vollwertmehl einen unverwechselbar leckeren Geschmack.

So könnte Ihre zweite Woche aussehen

	Frühstück	Mittagessen	Abendessen
1. Tag	1 Kanne Zinnkraut- oder Eberwurz-Tee Dinkelfladenbrot (S. 68) Schafsquarkaufstrich (S. 48)	Gemüsesuppe mit Bärlauch (S. 73) Kartoffelauflauf mit Schafskäse (S. 78)	Gemüsesuppe mit Bärlauch 1 Kanne Zinnkraut- oder Blutwurztee Scheiben von warmen Pellkartoffeln Schafsquarkaufstrich (S. 48)
2. Tag	1 Kanne Lindenblüten- oder Angelika-Tee Dinkelfladenbrot (S. 68) Tofu-Karotten-Aufstrich (S. 53)	Gemüsesuppe nach Minestrone-Art (S. 74) Gemüselasagne mit Basilikumdip (S. 90)	Gemüsesuppe nach Minestrone-Art 1 Kanne Lindenblüten- oder Lapacho-Tee Scheiben von warmen Pellkartoffeln Tofu-Karotten-Aufstrich (S. 53)
3. Tag	1 Kanne Brennnessel- oder Citronella-Tee Dinkelfladenbrot (S. 68) Sesamaufstrich (S. 54)	Erbsensuppe mit Kartoffeln (S. 74) gedünstete Polenta mit Frühlingsgemüse (S. 77)	Erbsensuppe mit Kartoffeln 1 Kanne Brennnesseltee Scheiben von warmen Pellkartoffeln Sesamaufstrich (S. 54)
4. Tag	1 Kanne Kamillen- oder Eberwurz-Tee Dinkelfladenbrot (S. 68) Avocadoaufstrich (S. 55)	Rote-Rüben-Suppe mit Meerrettich (S. 57) Gemüseschnitzel mit Mangold (S. 93)	Rote-Rüben-Suppe mit Meerrettich 1 Kanne Kamillen- oder Sanikelwurz-Tee Scheiben von warmen Pellkartoffeln Avocadoaufstrich (S. 55)
5. Tag	1 Kanne Weidenröschen- oder Thymiantee Dinkelfladenbrot (S. 68) Forellenaufstrich (S. 54)	Karottensuppe (S. 60) Folienkartoffel mit Gemüseragout (S. 82)	Karottensuppe 1 Kanne Weidenröschen- oder Efeutee Scheiben von warmen Pellkartoffeln Forellenaufstrich (S. 54)
6. Tag	1 Kanne Waldmeister- oder Efeutee Dinkelfladenbrot (S. 68) Mandelaufstrich (S. 55)	Kürbissuppe mit Ingwer (S. 59) Hirsering mit Grünkohl (S. 85)	Kürbissuppe mit Ingwer 1 Kanne Waldmeister- oder Lapacho-Tee Scheiben von warmen Pellkartoffeln Mandelaufstrich (S. 55)
7. Tag	1 Kanne Anserinen- oder Blutwurztee Dinkelfladenbrot (S. 68) Schafsquarkaufstrich (S. 48)	Stangenselleriesuppe (S. 58) Zucchini-Kartoffel-Gratin (S. 92)	Stangenselleriesuppe 1 Kanne Melissen- oder Sanikelwurz-Tee Scheiben von warmen Pellkartoffeln Schafsquarkaufstrich (S. 48)

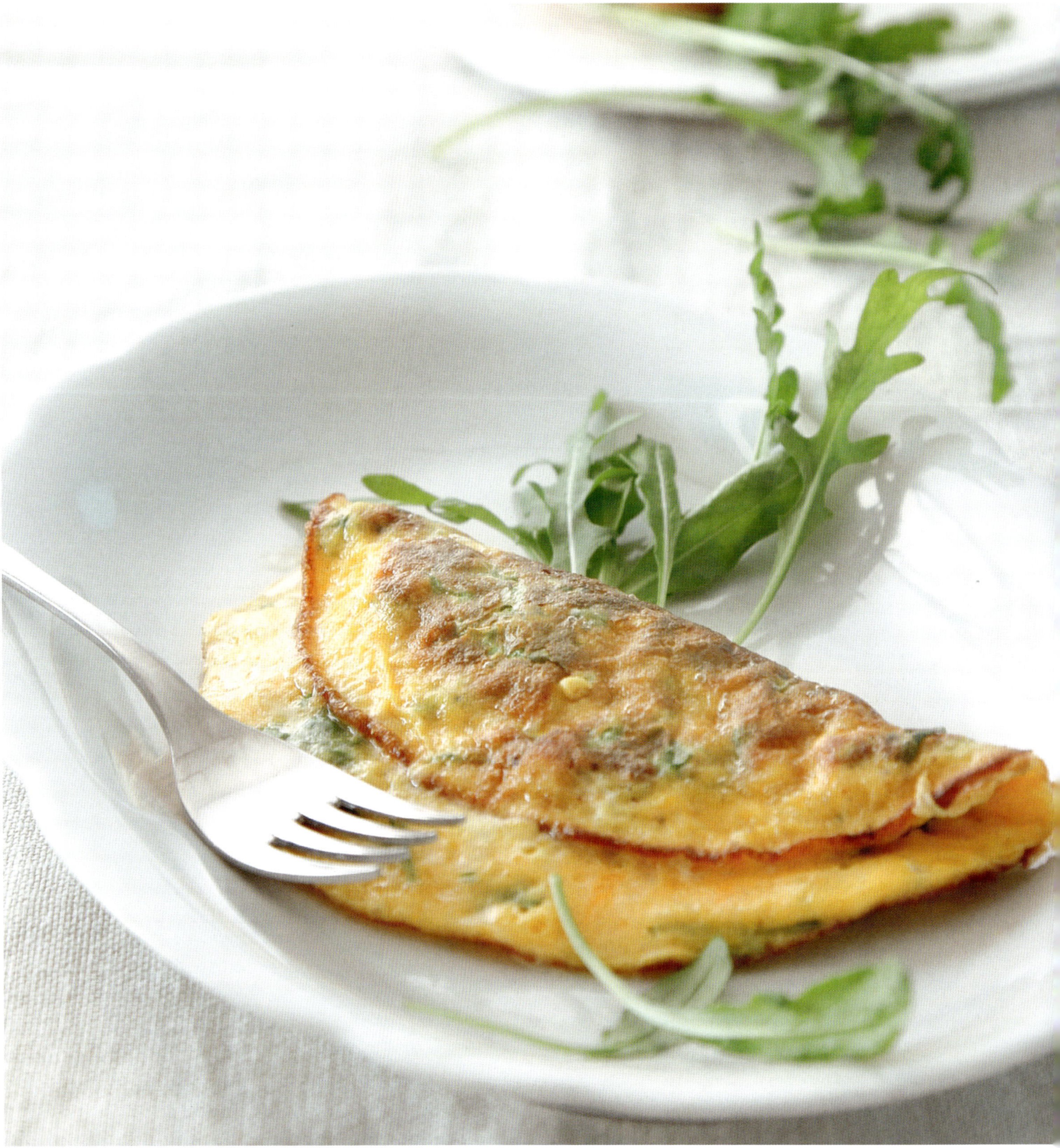

Schafskäseomelett mit frischen Kräutern

Vielseitig und lecker

▶ Für 2 Personen

5 Min.

4 Freiland-Hühnereier · 2 EL Schafs- oder Sojamilch · feines Meersalz · Pfeffer aus der Mühle · etwa 2 EL grob geschnittener Bärlauch oder Rucola · 50 g Schafskäse oder Büffelmozzarella · 2 TL Butter oder Pflanzenmargarine Alsan-S

- Die Eier mit Milch, Salz, Pfeffer und geschnittenem Bärlauch oder Rucola verrühren. Den Schafskäse oder Mozzarella würfeln.
- Für das erste Omelett die Hälfte der Butter oder Margarine in einer kleinen Pfanne schmelzen lassen, die halbe Eiermenge dazugeben und die Hälfte des Käses darüber verteilen.
- Etwa 2 – 3 Minuten zugedeckt leicht stocken und auf einen Teller gleiten lassen. Den Vorgang für das zweite Omelett wiederholen.
- Wahlweise die Omeletts zusammengeklappt oder gerollt anrichten.

▶ Variation:

Etwa 50 g klein geschnittene rohe Tomaten- oder Paprikawürfel, gedämpfte Gemüse- oder Kartoffelwürfel sowie verschiedene frische Küchenkräuter eignen sich gut als zusätzliche Einlage.

◀ Schafskäseomelett mit frischen Kräutern

Gemüsesuppe mit Bärlauch

Die basenspendende Frühlingssuppe

▶ Für 4 Personen

25 Min.

200 g mehlige Kartoffeln · 100 g Karotten · 50 g Frühlingszwiebel · 50 g frischer Bärlauch oder 2 EL Bärlauchpesto · 2 Knoblauchzehen · 1 EL Butter oder Pflanzenmargarine Alsan-S · 1 l Gemüsebrühe (siehe Seite 56) oder Wasser · 1/4 TL feines Meersalz · 60 ml Sahne, Schafs- oder Sojamilch · Muskatnuss, frisch gerieben

- Kartoffeln waschen, schälen und grob würfeln. Karotten waschen, putzen, schälen und in kleine Stücke schneiden. Die Abschnitte und Schalen für die Gemüsebrühe weiterverwenden.
- Frühlingszwiebeln waschen, putzen und in Streifen schneiden. Bärlauch waschen, abtropfen lassen und mit den Stielen grob schneiden. Knoblauch schälen und fein schneiden.
- In einem Topf die Butter schmelzen, erst Zwiebel und Knoblauch, dann das Gemüse und die Kartoffeln kurz anschwitzen, mit Gemüsebrühe auffüllen, salzen und in etwa 20 Minuten weich kochen lassen.
- Bärlauch oder Pesto, Sahne und Muskat zugeben und im Standmixer oder mit dem Pürierstab fein pürieren. In vorgewärmten Suppentellern oder Tassen anrichten.

Tipp

Damit die Suppe die schöne grüne Farbe des frischen Bärlauchs behält, darf die gemixte Suppe nicht abgedeckt werden. Den gleichen Effekt der Farbgebung erreichen Sie durch Zugabe von 50 g frischem, jungen Blattspinat, Rucola oder Gartenkresse. Auch mit Zitronenmelisse oder Minze klappt das gut. Je mehr Sie davon zugeben, umso grüner wird die Suppe.

Erbsensuppe mit Kartoffeln

Grüner Genuss

▶ Für 4 Personen

25 Min.

150 g mehlige Kartoffeln · 50 g Zwiebeln oder Schalotten · ca. 200 g TK-Erbsen · 1 EL Butter oder Pflanzenmargarine Alsan-S · ¼ TL Meersalz · 1 l Gemüsebrühe (siehe Seite 56) oder Wasser · ⅛ l Sahne, Schafs- oder Sojamilch · 1 Msp. frisch geriebene Muskatnuss · 4 EL Schmand

- Kartoffeln waschen, schälen und grob würfeln. Zwiebeln schälen und grob schneiden. Erbsen bei Zimmertemperatur antauen lassen.
- Butter in einem Suppentopf zerlassen, erst die Zwiebeln, dann auch die Kartoffeln kurz anschwitzen, salzen und mit der Gemüsebrühe auffüllen. Etwa 20 Minuten köcheln lassen, bis die Kartoffeln weich sind.
- Vom Herd nehmen, die Erbsen und die Sahne zugeben und im Standmixer fein pürieren.
- Mit etwas Muskatnuss abschmecken, anrichten und mit je 1 Esslöffel Schmand garnieren.

PRAXIS

Gemüsesuppe

Bei der klaren Gemüsesuppe sollten Sie besonders darauf achten, das Gemüse in gleichmäßig große Stücke zu schneiden. Normalerweise gibt man in eine Minestrone zusätzlich etwa 50 g gekochten Reis oder feine Nudeln. Das sollten Sie hier bewusst weglassen, in der Normalkost-Stufe können Sie davon aber wieder Gebrauch machen.

Gemüsesuppe nach Minestrone-Art

Ohne Teigeinlage

▶ Für 4 Personen

30 Min.

1 mittelgroße Kartoffel · 50 g Frühlingszwiebeln oder Lauch · 2 Knoblauchzehen · 1 kleine Karotte · 1 kleine Sellerie · 1 kleine Petersilienwurzel · 100 g Stangensellerie mit Grün · 2 Tomaten · 2 EL Olivenöl · 2 EL Tomatenmark · ¼ TL Meersalz · Pfeffer aus der Mühle · 1 Msp. Muskatnuss, frisch gerieben · 1 l Gemüsebrühe (siehe Seite 56) · 1 Bund Basilikum 20 g Schafs- oder Kuhmilchparmesan

- Kartoffel waschen, schälen und mittelgroß würfeln. Frühlingszwiebeln waschen, putzen und in feine Ringe schneiden. Knoblauch schälen und fein hacken. Karotte, Sellerie und Petersilienwurzel waschen, putzen, schälen und in gleichmäßige, nicht zu dünne Scheiben schneiden. Die Abschnitte und Schalen vom Gemüse für die Gemüsebrühe weiterverwenden.
- Stangensellerie waschen, putzen und in Scheiben schneiden. Tomaten waschen, Strunk entfernen und in kleine Würfel schneiden.
- Das Olivenöl in einen großen Topf geben, erst die Zwiebeln, dann das ganze andere Gemüse außer den Tomaten 2 – 3 Minuten anschwitzen, Tomatenmark, Knoblauch, Salz, Pfeffer und Muskatnuss zugeben und mit der Gemüsebrühe auffüllen.
- Alles zusammen ohne Deckel etwa 15 Minuten köcheln lassen. Währenddessen Basilikum waschen und klein schneiden; den Parmesan reiben.
- Die Suppe vom Herd nehmen, die Tomatenwürfel und das Basilikum zugeben und etwa 2 – 3 Minuten stehen lassen.
- In Tellern anrichten und mit etwas Parmesan bestreuen.

▶ Variation:

Eine frische Fenchelknolle zusätzlich passt auch gut zur Minestrone.

Kräuter-Basen-Sauce für Stufe 2 und 3

Das vielseitige Grundrezept für Saucen

▶ Für 4 Personen

25 Min.

200 g mehlige Kartoffeln · 1 Bund frische Kräuter (Basilikum, Thymian, Majoran oder Kerbel) · 50 g Lauch oder Frühlingszwiebeln · 1 TL Butter oder Pflanzenmargarine Alsan-S · feines Meersalz · Pfeffer aus der Mühle · ca. ½ l Gemüsebrühe (oder Wasser) · ⅛ l Sahne oder 4 EL Schafs- oder Ziegenmilch · frisch geriebene Muskatnuss

- Kartoffeln waschen, schälen und in Würfel schneiden. Kräuter waschen, von den Stielen zupfen und grob zerkleinern.
- Lauch oder Frühlingszwiebeln putzen, waschen und in Ringe schneiden.
- In einem Kochtopf Butter oder Margarine erhitzen. Darin erst Lauch bzw. Frühlingszwiebeln, dann auch die Kartoffeln kurz anschwitzen, salzen, pfeffern und mit der Gemüsebrühe aufgießen.
- Etwa 20 Minuten weich kochen lassen und mit den Frischkräutern, der Sahne oder der Schafsmilch und Muskatnuss im Standmixer fein pürieren.

▶ Variation:

Je nachdem, welche Kräuter Sie verwenden, erhalten Sie die gewünschte Geschmacksrichtung – also beispielsweise eine Thymian-, Basilikum- oder Majoransauce. Die Stiele der Kräuter lassen Sie in der Gemüsebrühe mitkochen, das gibt zusätzlich Geschmack.

Quinoanocken

Nährstoffreich und bekömmlich

▶ Für 2 Personen

5 Min. + 20 Min. Garzeit

1 Tasse Quinoa (ca. 200 g) · 2 Tassen Gemüsebrühe oder Wasser · Meersalz · 100 g Schafskäse · 2 EL Olivenöl · 4 EL Schmand · 1 EL Bärlauchpesto

- Quinoa in ein Küchensieb geben, mit heißem Wasser waschen und gut abtropfen.
- In einen Topf geben, mit der Gemüsebrühe auffüllen, salzen und zugedeckt etwa 10 Minuten leicht köcheln lassen. Kochplatte ausschalten und darauf zugedeckt weitere 10 Minuten nachquellen lassen. Dabei nicht umrühren.
- Den Schafskäse reiben. Olivenöl, Schmand, Bärlauchpesto und Schafskäse unter das fertig gegarte Quinoa mischen.
- Mit einem ovalen Eisportionierer oder mit 2 nassen Esslöffeln aus der Masse je 2 – 3 Nocken formen und auf 2 vorgewärmten Tellern anrichten.

WISSEN

Quinoa

Quinoa ist das Grundnahrungsmittel der Indios und eine der ältesten Kulturpflanzen. Die anspruchslosen Pflanzen wachsen in den Höhenlagen der Anden, 4000 Meter über dem Meeresspiegel. Sie benötigen wenig Wasser, sind frostresistent und können deshalb selbst in Regionen gedeihen, in denen sonst kaum etwas wächst. Quinoa ist eine getreideähnliche Pflanze, die sich mit Bitterstoffen vor Schädlingen schützt. Diese Bitterstoffe (Saponine) müssen vor dem Verzehr entfernt werden. Handelsüblicher Quinoa ist zwar schon vorbehandelt, sollte aber dennoch gut mit heißem Wasser gewaschen werden.

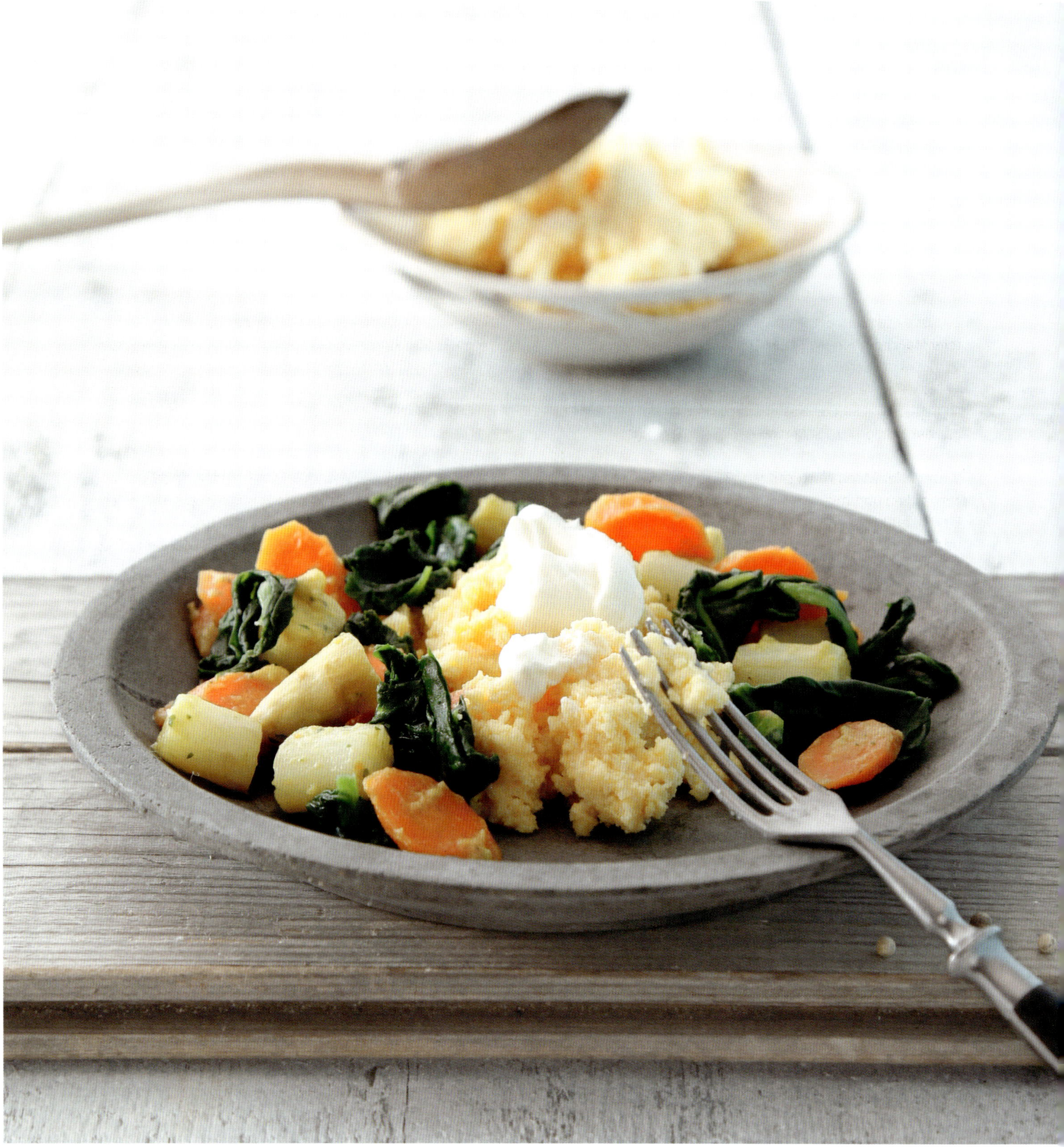

Gedünstete Polenta mit Frühlingsgemüse

Einfach lecker

▶ Für 2 Personen

25 Min.

1 TL Butter oder Pflanzenmargarine Alsan-S · 250 g geschroteter Mais oder Bio-Maisgrieß (Polenta) · feines Meersalz · 400 – 500 ml Schafs- oder Sojamilch · 200 g Jungkarotten · 100 g kleine Petersilienwurzeln oder Spargel · 100 g Blattspinat · ca. 1/8 l Kräuter-Basen-Sauce (siehe Seite 75) · Pfeffer aus der Mühle · 4 EL Schmand oder Schafsjoghurt

- Butter oder Margarine erhitzen. Polenta darin anschwitzen, salzen und mit der Milch aufgießen.
- Einmal aufkochen lassen, dann die Kochplatte ausschalten und die Polenta zugedeckt, ohne umzurühren, auf der Herdplatte etwa 20 Minuten ausquellen lassen. Anschließend mit einer Gabel gut auflockern.
- In der Zwischenzeit Karotten und Petersilienwurzeln putzen und unter fließendem Wasser gut bürsten oder abschaben, nicht schälen. In Scheiben schneiden. Falls Sie frischen Spargel bekommen, diesen putzen, schälen und in etwa 2 cm lange Stücke schneiden.
- Spinat waschen und abtropfen – wenn die Stiele zart sind, diese mitverwenden.
- Das Gemüse in einen Kocheinsatz legen und im Dampf etwa 15 Minuten weich garen. Erst in der letzten Minute den Spinat dazumischen und mitgaren. Das Gemüse aus dem Dampfeinsatz nehmen, mit der Kräuter-Basen-Sauce mischen und mit Salz und Pfeffer würzen.
- Auf 2 vorgewärmten Tellern die Polenta anrichten, Schmand oder Joghurt darauf verteilen und das Frühlingsgemüse dazu servieren.

Bauernomelett mit Rinderschinken

Schnell und gut

▶ Für 2 Personen

10 Min.

100 g gekochte Kartoffeln (evtl. vom Vortag) · 50 g Frühlingszwiebel · 50 g Rinderschinken · 50 g Tomaten · 50 g Bergkäse 6 Bio-Eier · 1/8 l Milch oder Schafsmilch · feines Meersalz · Pfeffer aus der Mühle · 1 TL Butter oder Pflanzenmargarine Alsan-S

- Kartoffeln schälen und in Würfel schneiden. Frühlingszwiebel waschen, putzen und in Ringe schneiden. Rinderschinken, Tomaten und Bergkäse klein würfeln.
- Die Eier aufschlagen und in einer Schüssel mit Milch, Salz und Pfeffer verrühren.
- Butter oder Margarine in eine Pfanne geben, Zwiebelringe, Kartoffel- und Schinkenwürfel kurz anbraten.
- Mit dem Eiergemisch übergießen, Käse- und Tomatenwürfel zugeben und ein paar Minuten stocken lassen. Wenn die Oberseite nicht mehr flüssig ist, das Omelett in der Mitte zusammenklappen.
- Das Omelett halbieren und auf zwei vorgewärmten Tellern anrichten oder die Masse vorher teilen und 2 Omeletts daraus machen.

▶ Variation:

Probieren Sie das Omelett auch einmal mit Paprikaschoten in verschiedenen Farben, roten Zwiebelringen und etwas frischer Chilischote.

◀ Gedünstete Polenta mit Frühlingsgemüse

Kartoffelauflauf mit Schafskäse

Einfaches Kartoffelgericht

▶ Für 2 Personen

60 Min.

4–6 mittelgroße mehlige Kartoffeln
100 g Frühlingszwiebeln
100 g frische Champignons
1 Bund frischer Thymian, Oregano oder Minze
100 g Schafskäse oder Büffelmozzarella
2 EL gutes Olivenöl
250 g Schmand oder Schafsjoghurt
feines Meersalz
frisch geriebene Muskatnuss
Pfeffer aus der Mühle

- Die Kartoffeln waschen und mit Schale im Kocheinsatz oder im Dampftopf etwa 50 Minuten weich garen.
- In der Zwischenzeit die Frühlingszwiebeln putzen, waschen und in Ringe schneiden. Die Champignons waschen und vierteln. Die Kräuter waschen, abzupfen und die Blätter grob schneiden. Den Käse grob reiben oder fein würfeln. Den Backofen auf 200 Grad vorheizen.
- Das Olivenöl erhitzen, die Zwiebelringe anbraten, dann Champignons und Frischkräuter dazugeben und ganz kurz mitbraten.
- Die gegarten Kartoffeln pellen, halbieren und in dicke Scheiben schneiden. In einer Schüssel mit den angedünsteten Zwiebeln, Kräutern und Champignons mischen. Käse, Schmand, Salz, Pfeffer und Muskat zugeben und alles gut vermischen.
- Die Kartoffelmischung in eine Auflaufform geben und im vorgeheizten Backofen 15–20 Minuten überbacken, bis die Oberfläche schön gebräunt ist.

Tipp

Dieser Auflauf eignet sich prima zur Resteverwertung: Etwas Käse oder Schinken, gedämpftes Gemüse vom Vortag oder ein paar weiche Tomaten ergänzen den Auflauf perfekt. Auch frisch gebratene Zucchini- oder Auberginenwürfel passen dazu. Zuletzt kann der Auflauf mit Büffelmozzarella gratiniert werden.

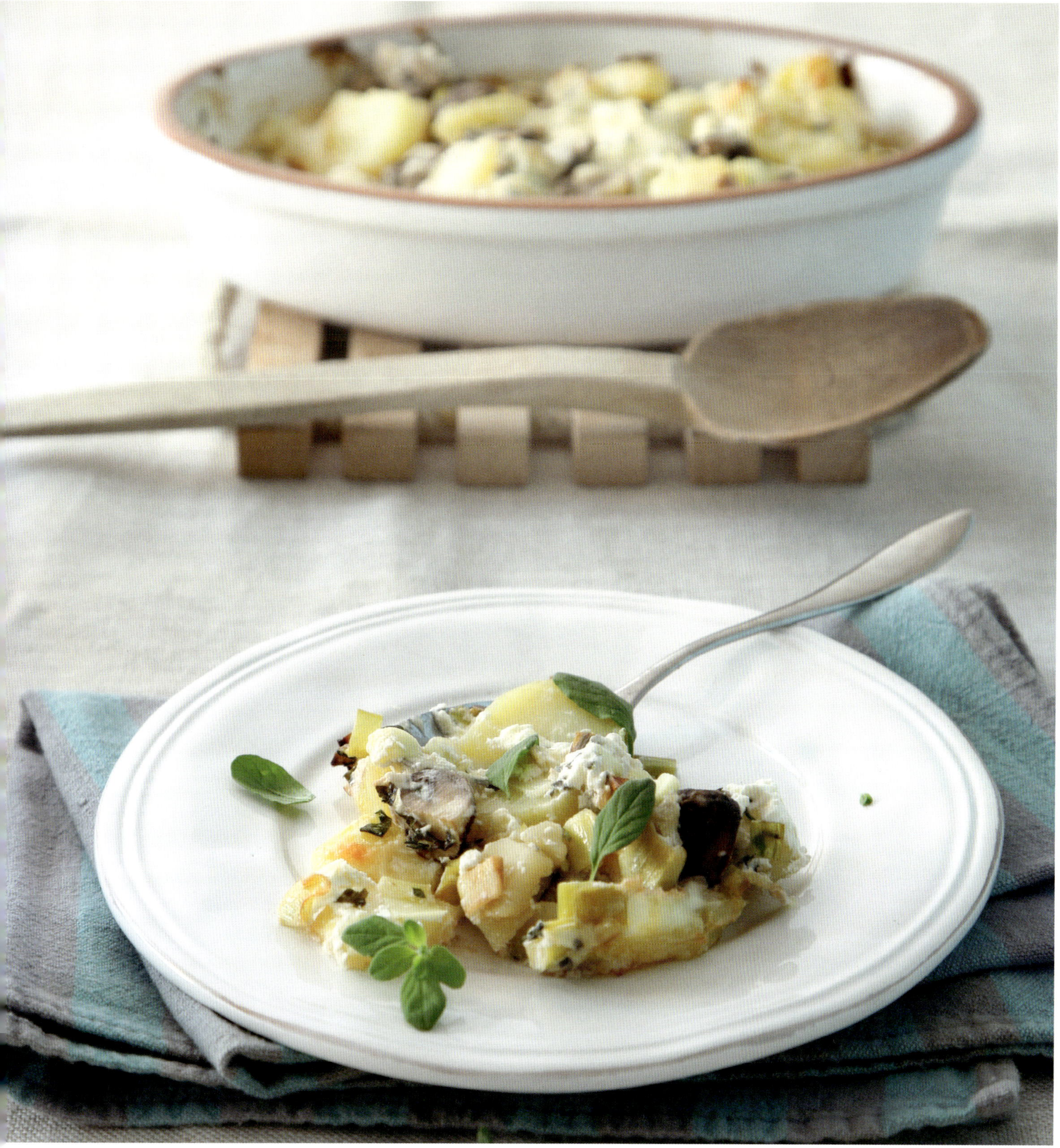

Kartoffelroulade mit Steinpilzfüllung

Etwas Besonderes

▶ Für 2 Personen
⏲ 65 Min.

500 g mehlige Kartoffeln
100 g frische Steinpilze oder Pfifferlinge
1 kleine Zwiebel
1 TL Butter oder Pflanzenmargarine Alsan-S
½ TL feines Meersalz
Pfeffer aus der Mühle
2 TL frische Thymianblätter
4 EL Philadelphia-Käse
200 g Dinkelmehlvollkornmehl
2 Eigelbe
frisch geriebene Muskatnuss

- Die Kartoffeln waschen und mit Schale im Kocheinsatz in etwa 50 Minuten weich dämpfen.
- Inzwischen die Steinpilze für die Füllung waschen, putzen und blättrig schneiden. Die Zwiebel schälen und fein schneiden.
- Die Butter in einer großen Pfanne erhitzen und die Zwiebel darin anschwitzen. Die Pilze dazugeben, ebenfalls kurz anschwitzen und mit Salz, Pfeffer und 1 Teelöffel Thymian würzen. Etwas abkühlen lassen und den Philadelphia untermischen.
- Die gedämpften Kartoffeln noch warm pellen, durchpressen oder mit der Vierkantreibe fein reiben. Mit Dinkelmehl, Eigelb, Salz, Pfeffer, Muskat und 1 Teelöffel Thymian gut vermischen.
- Den Teig auf ein Stück gefettete Brat- oder Alufolie legen und etwa 2 cm dick ausrollen. Mit der Pilzfüllung bestreichen und mit Hilfe der Folie eine Rolle formen. Die Enden gut eindrehen oder zubinden.
- Die Rolle entweder im Kocheinsatz über Dampf oder in kochendem Wasser etwa 20 Minuten kochen lassen. Herausnehmen, die Folie entfernen und etwa 5 Minuten ausdampfen lassen. Dann 6 dicke Scheiben schneiden und servieren.

▶ Das passt dazu

Thymian-Basen-Sauce (siehe Seite 75).

▶ Variationen:

Aus dem Kartoffelteig 4–6 Kartoffelklöße mit oder ohne Pilzfüllung formen (Kochzeit ca. 10 Minuten). Oder die Rouladenscheiben nach dem Entfernen der Folie etwas abkühlen lassen und zusätzlich in einer beschichteten Pfanne mit Butter beidseitig kurz anbraten.

Tipp

Um sicher zu gehen, dass die Kartoffelmasse gut hält, geben Sie ein kleines Stück vom Kartoffelteig in kochendes Salzwasser, bevor Sie die Rouladen formen. Dann können Sie notfalls noch mit etwas Mehl korrigieren.

Fenchelgemüse mit Bircher-Benner-Kartoffeln

Zum Probieren

▶ Für 2 Personen

45 Min.

4 mittelgroße mehlige Kartoffeln · feines Meersalz · 1/4 TL Kümmel, ganz · 3 – 4 mittelgroße Fenchelknollen mit Fenchelgrün · 50 g Schalotten · 2 EL Olivenöl · Pfeffer aus der Mühle · 1/4 l Sahne · 1/8 l Weißwein

- Den Backofen auf 200 Grad vorheizen. Die Kartoffeln waschen, der Länge nach halbieren und auf ein gefettetes Backblech legen. Salzen, mit Kümmel bestreuen und im Backofen etwa 40 Minuten backen.
- Inzwischen die Fenchelknollen waschen, das Fenchelgrün abzupfen und die Knollen der Länge nach vierteln.
- Die Schalotten schälen, fein schneiden und das Fenchelgrün klein schneiden.
- Olivenöl erhitzen, Fenchelspalten darin kurz anbraten, salzen, pfeffern und mit Weißwein und Sahne aufgießen.
- Bei kleiner Hitze zugedeckt 15 – 20 Minuten schmoren lassen, bis der Fenchel weich ist.
- Den Fenchel herausnehmen, warm halten und die Flüssigkeit einkochen lassen, bis eine leicht dickliche Sauce entsteht. Bei Bedarf mit 1 Esslöffel Mehlbutter oder Maisstärke binden oder mit etwas Kräuter-Basen-Sauce (siehe Seite 75) strecken.
- 2 Teller anwärmen. Fenchelgemüse aufteilen, die Sauce über den Fenchel gießen und zusammen mit den gebackenen Kartoffeln servieren.

Tipp

Zum Binden von Flüssigkeiten oder Saucen, wie hier beim Fenchelgemüse, eignet sich Mehlbutter bestens. Dazu Mehl mit weicher Butter zu gleichen Teilen verkneten und mit Klarsichtfolie zugedeckt im Kühlschrank aufbewahren – hält sich wochenlang. Bei Gebrauch flockenweise zugeben.

Hirseeintopf mit Wurzelgemüse

Alternative zum Risotto

▶ Für 2 Personen

30 Min.

100 g Lauch · 100 g Karotten · 100 g Sellerie · 100 g Petersilienwurzel · 100 g Zucchini · 1 TL Butter oder Pflanzenmargarine Alsan-S · 200 g Goldkernhirse · 1 EL frische Majoranblätter · feines Meersalz · Pfeffer aus der Mühle · ca. 1 l Gemüsebrühe (siehe Seite 56) oder Wasser

- Lauch der Länge nach halbieren, waschen und klein schneiden. Karotten, Sellerie und Petersilienwurzel mit einer Bürste waschen, schälen und in Würfel schneiden. Schalen für die Gemüsebrühe weiterverwenden. Zucchini waschen, Strunk entfernen und würfeln.
- Das Fett erhitzen und darin den Lauch kurz anbraten. Dann das übrige Gemüse – außer der Zucchini – und die Hirse zugeben und ein paar Minuten anschwitzen. Mit Gemüsebrühe aufgießen, salzen und etwa 20 Minuten kochen lassen. Majoranblätter grob schneiden.
- Zucchiniwürfel in den Eintopf geben, noch einmal 5 Minuten kochen lassen und mit Salz, Pfeffer und frischem Majoran würzen. In 2 vorgewärmten Suppentellern servieren.

▶ Variation:

Sollten Sie es einmal besonders eilig haben, können Sie diesen Eintopf mit Couscous oder Bulgur in nicht einmal 10 Minuten zubereiten. Diese Getreide zählen zum Hartweizen und sind vorgekocht und getrocknet im Handel zu kaufen. Wählen Sie am besten Bioprodukte.

Folienkartoffel mit Gemüseragout

Die Volksknolle als Hauptgericht

▶ Für 2 Personen

60 Min.

- 4 große mehlige Kartoffeln
- 1 kleine gelbe Zucchini
- 1 kleine grüne Zucchini
- 1 grüne Paprikaschote
- 1 rote Paprikaschote
- 100 g Frühlingszwiebeln
- 2 Knoblauchzehen
- 200 g frische feste Champignons
- 2 Fleischtomaten
- 1 Bund frischer Oregano
- 2 EL Olivenöl
- 2 EL Tomatenmark
- feines Meersalz
- Pfeffer aus der Mühle
- 250 g Schafsquark oder Hüttenkäse

- Den Backofen auf 220 Grad vorheizen. Die Kartoffeln gut waschen, einzeln in Alufolie wickeln und im Backofen auf einem Rost in etwa 50 Minuten weich garen.
- In der Zwischenzeit das Gemüse waschen. Zucchinis putzen und in dicke Scheiben schneiden. Die Paprika halbieren, Innengehäuse und Strunk entfernen und in große Stücke schneiden. Frühlingszwiebeln putzen und in Ringe schneiden, Knoblauch schälen und fein hacken. Champignons je nach Größe halbieren oder vierteln, bei den Tomaten Strunk entfernen und grob würfeln. Oreganoblätter abzupfen und falls nötig grob schneiden.
- Das Olivenöl erhitzen und darin Zwiebeln und Paprika anbraten, dann die Champignons und Zucchinistücke ein paar Minuten mitbraten. Das Tomatenmark dazugeben.
- Das Gemüseragout mit Salz, Pfeffer, Knoblauch und Oregano würzen – dabei etwas Oregano übrig lassen. Vom Herd nehmen und zugedeckt 5–10 Minuten ziehen lassen, bis es gar, aber noch bissfest ist. Dann die Tomatenwürfel untermischen.
- Die Kartoffeln aus dem Backofen nehmen. Die Folie einschneiden und öffnen, die Kartoffeln mit Hilfe einer Gabel etwas auseinanderdrücken und den Schafsquark oder Hüttenkäse einfüllen. Mit Oregano garnieren und mit dem Gemüseragout servieren.

▶ Variation:

Das Gemüseragout eignet sich auch als Beilage zu den verschiedenen Polenta- oder Hirserezepten. Ist das Ragout zu dick, so kann es mit einer beliebigen Basensauce gestreckt werden.

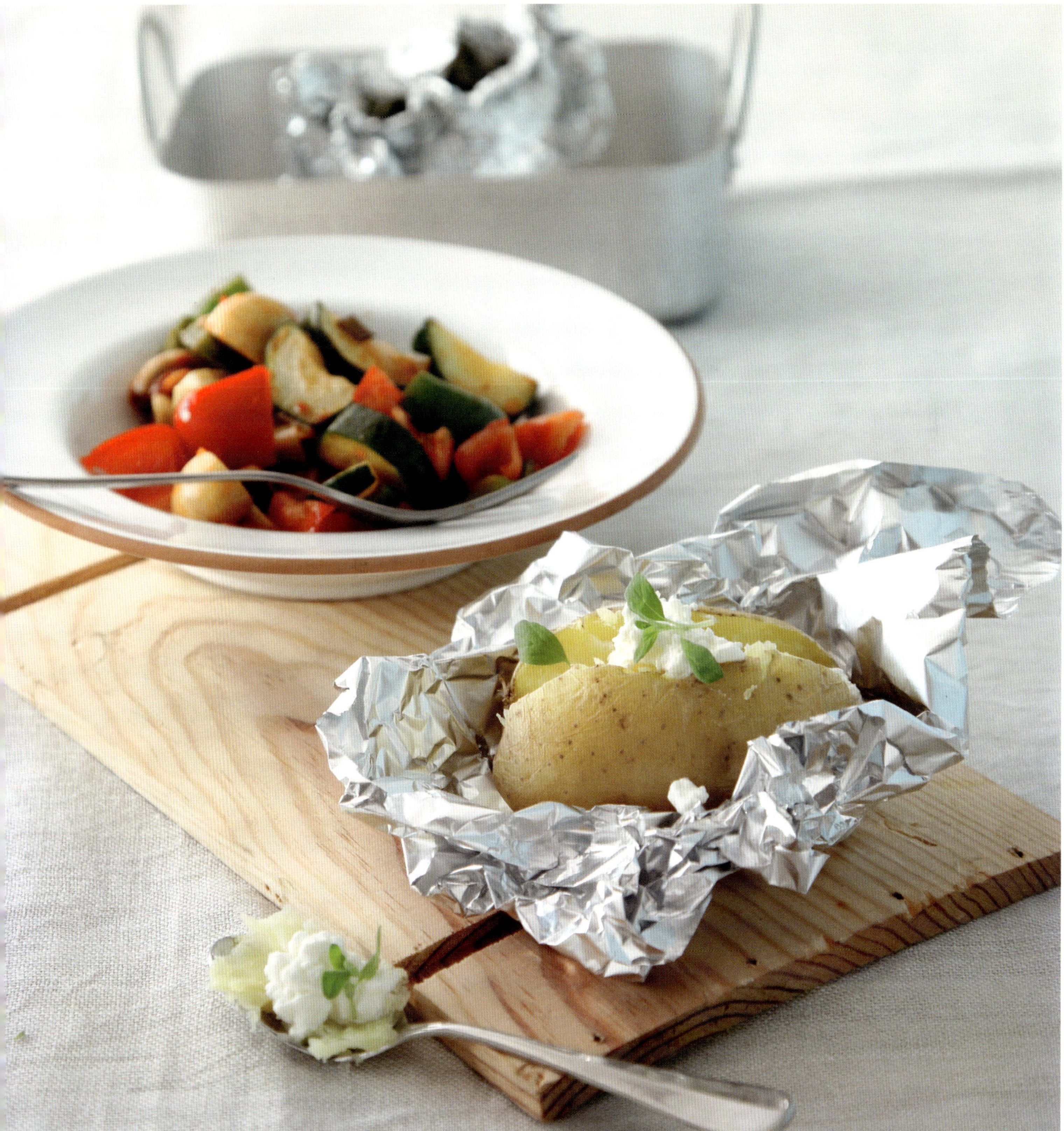

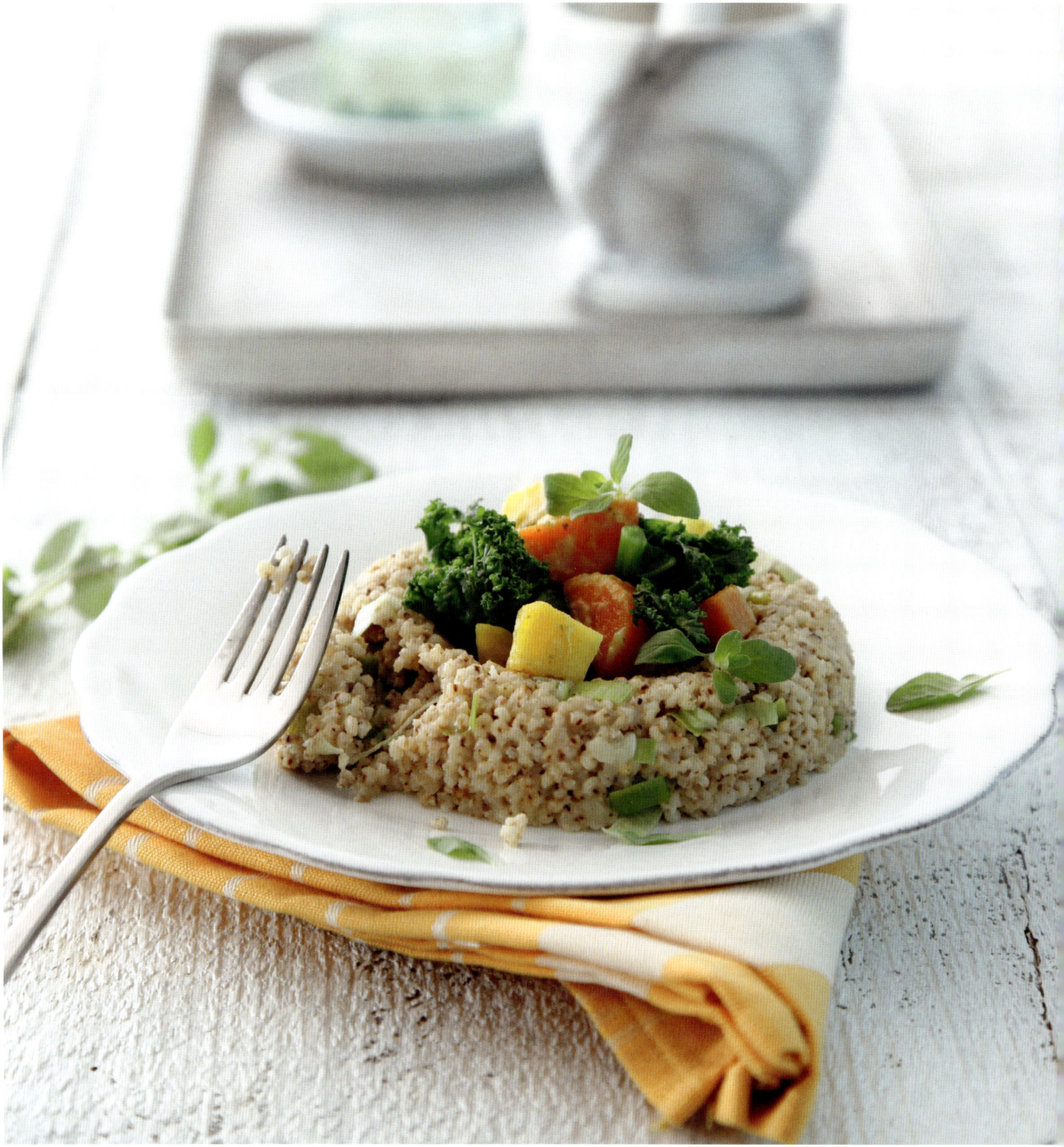

Hirsering mit Grünkohl

Grünkohl einmal anders

- Den Lauch waschen und klein schneiden. Dann in einem Kochtopf mit Butter oder Margarine anschwitzen.
- Die Hirse zugeben, mit Gemüsebrühe oder Wasser auffüllen und zugedeckt bei kleiner Flamme 10 Minuten köcheln lassen. Die Kochplatte ausschalten und die Hirse darauf zugedeckt weitere 15 Minuten ausquellen lassen. Währenddessen nicht umrühren.
- In der Zwischenzeit Grünkohl, Karotte und Pastinake waschen, putzen und in größere Stücke schneiden. Olivenöl erhitzen und das Gemüse darin kurz anschwitzen.
- Das Gemüse salzen, pfeffern und im eigenen Saft bei geringer Hitze zugedeckt etwa 10 Minuten weich dünsten. Falls nötig, zwischendurch immer wieder etwas Basensauce zugießen oder diese zuletzt unterheben.
- Den Emmentaler reiben. Nun die fertige Hirsemasse mit einer Gabel auflockern, salzen und den Käse untermischen. In eine kalt ausgespülte Ringform füllen und andrücken.
- Je einen Hirsering auf 2 vorgewärmte Teller stürzen. Das Kohlgemüse in die Mitte des Rings geben und mit frischem Majoran garnieren.

▶ Für 2 Personen
30 Min.

50 g Lauch
1 TL Butter oder Pflanzenmargarine Alsan-S
1 Tasse Goldkernhirse (ca. 250 g)
2½ Tassen Gemüsebrühe oder Wasser
200 g Grünkohl
1 Karotte
1 Pastinake
1 EL Olivenöl
feines Meersalz
Pfeffer aus der Mühle
¼ l Basensauce (siehe Seite 75)
50 g Emmentaler
1 EL frische Majoranblätter

Tipp

Hübsch anrichten gehört zur letzten Konsequenz des Kochens. Dazu eignet sich – neben einem speziellen Reisring – jede Form, beispielsweise ein kalt ausgespülter Eisportionierer oder eine kleine Schöpfkelle. Das gilt für alle Getreidegerichte, welche die nötige Konsistenz haben.

Hirsenudeln mit Steinpilzsauce

Ein unwiderstehlicher Genuss

▶ Für 2 – 4 Personen

10 – 25 Min.

Hirsenudeln:

150 g fein gemahlene Hirse
150 g Dinkelvollkornmehl
3 Eier
2 EL Olivenöl
eventuell 1 EL frisches fein geschnittenes Basilikum
1 TL feines Meersalz

Steinpilzsauce:

150 g Steinpilze (oder Champignons, Pfifferlinge)
1 Bund Kerbel
50 g Frühlingszwiebeln oder Schalotten
1 TL Butter oder Pflanzenmargarine Alsan-S
⅛ l trockener Weißwein oder Gemüsebrühe
⅛ l Sahne
evtl. 1 TL Maisflocken
Pfeffer aus der Mühle
feines Meersalz
⅛ l Basensauce (siehe Seite 75)

- Für den Nudelteig alle Zutaten zu einem festen Teig kneten, in Klarsichtfolie einschlagen und ca. 20 Minuten ruhen lassen. Der Teig soll ziemlich fest sein, im Bedarfsfall gibt man etwas Wasser dazu.
- Den Nudelteig zu dünnen Platten ausrollen, gut bemehlen und zu ½ cm breiten Streifen schneiden. Das geht am besten mit einer Nudelmaschine.
- Gegebenenfalls die Hälfte der Nudeln für eine zweite Mahlzeit trocknen lassen oder gekocht aufbewahren.
- Für die Steinpilzsauce Pilze und Kerbel putzen und waschen. Zwiebel schälen und klein schneiden, Pilze je nach Größe halbieren und in dicke Scheiben schneiden. Kerbel grob schneiden.
- Butter erhitzen und Zwiebel darin anbraten. Die Steinpilze kurz mitbraten und mit Weißwein ablöschen. Bis zur Hälfte einkochen lassen, Sahne zugeben und wieder einkochen lassen, bis die Sauce leicht sämig wird. Eventuell 1 Teelöffel Maisflocken zum Binden dazugeben.
- Mit Salz, Pfeffer und Kerbel würzen. Die fertige Basensauce dazumischen.
- Reichlich Salzwasser zum Kochen bringen und die Nudeln darin etwa 5 Minuten kochen, bis sie »al dente« sind. Abseihen, mit Butterflocken und eventuell Salz vermengen, in 2 vorgewärmten Suppentellern anrichten und mit der Steinpilzsauce servieren.

Tipp

Für den Nudelteig können Sie statt Hirse auch Amarant- oder Quinoamehl verwenden. Den besten Geschmack erhalten Sie, wenn Sie die ganzen Getreidekörner in der Getreidemühle sehr fein mahlen. Da Hirse, Amarant und Quinoa zu den glutenfreien Getreiden zählt, muss das Mehl immer mit kleberreichen Getreidesorten, wie eben Dinkel- oder Weizenmehl, gemischt werden – sonst bindet es nicht.

Amarant-Gemüse-Pfanne

Das etwas andere Gemüse

▶ Für 2 Personen

25 Min.

1 Tasse Amarant (ca. 200 g) · 2 Tassen Wasser · feines Meersalz · 150 g Lauch · 100 g Karotten · 100 g Pastinaken · 50 g Walnusskerne · 1 EL frische Zitronenmelisse · 50 g Schafskäse · 1 EL Butter · 2 EL Olivenöl · ca. 1/4 l Gemüsebrühe · Pfeffer aus der Mühle · 1 TL abgeriebene Zitronenschale

- Amarant waschen und mit Wasser und einer Prise Salz aufkochen. Dann bei kleiner Flamme 15–20 Minuten zugedeckt quellen lassen.
- Das Gemüse waschen. Lauch der Länge nach aufschneiden, dann fein schneiden. Bei Karotten und Pastinaken Strunk entfernen, schälen, der Länge nach durchschneiden und blättrig schneiden. Walnusskerne grob hacken. Zitronenmelissenblätter in Streifen schneiden. Schafskäse grob reiben.
- Butter und Olivenöl erhitzen, den Lauch darin kurz anbraten, Karotten und Pastinaken zugeben, kurz mitbraten und mit Gemüsebrühe auffüllen.
- Das Gemüse etwa 10 Minuten kochen, dann Amarant und Walnüsse zugeben. Eventuell noch etwas Brühe nachgießen, ein paar Minuten köcheln lassen, salzen, pfeffern und mit Zitronenschale und Zitronenmelisse gut abschmecken.
- Auf 2 vorgewärmten Tellern anrichten und mit Schafskäse bestreuen.

▶ Variation:

Diese Gemüsepfanne gelingt auch mit jedem anderen Getreide.

Buchweizenfrikadellen

Auch kalt ein Genuss

▶ Für 2 Personen

25 Min.

100 g Frühlingszwiebel · 2 Knoblauchzehen · 50 g Schafskäse · 50 g Philadelphia · 2 EL Olivenöl · 200 g Buchweizen (ganzes Korn) · 350 ml Gemüsebrühe oder Wasser · 1 Eigelb · 1 EL frische Thymianblätter · Meersalz · Pfeffer aus der Mühle

- Frühlingszwiebel waschen, putzen und klein schneiden; Knoblauch schälen und fein hacken. Schafskäse würfeln, mit einer Gabel fein zerdrücken und mit Philadelphia vermischen.
- 1 Esslöffel Olivenöl erhitzen, Zwiebel und Knoblauch darin anschwitzen. Buchweizen zugeben und mit Gemüsebrühe auffüllen.
- Etwa 10 Minuten zugedeckt kochen lassen, dann auf der ausgeschalteten Kochplatte weitere 15–20 Minuten zugedeckt ausquellen lassen. Nicht umrühren. Wenn das Getreide weich ist, etwas abkühlen lassen.
- Eigelb unter den Buchweizen rühren und mit dem Käsegemisch, Thymian, Salz und Pfeffer würzen.
- Aus der Masse 4 kleine Frikadellen formen und diese in einer beschichteten Pfanne mit 1 Esslöffel Olivenöl beidseitig kurz anbraten, bis sie leicht gebräunt sind.

▶ Das passt dazu:

Gemüseragout (siehe Seite 82) und Basensauce (siehe Seite 75).

▶ Variation:

Für die Frikadellen eignet sich auch jedes andere gekochte Getreide, etwa Hirse, Amarant, Quinoa oder geschrotete Polenta.

Dinkel- oder Buchweizennudeln »Carbonara«

Selbst gemachte Nudeln – einfach lecker!

▶ Für 2 – 4 Personen

30 Min.

300 g fein gemahlenes Dinkel- oder Buchweizenmehl · feines Meersalz · 5 Eier · 2 EL Olivenöl · 2 EL fein gehackte Petersilie · 50 g Putenschinken · ¼ l Sahne · Pfeffer aus der Mühle

- Für den Nudelteig Mehl, 1 Teelöffel Salz, 3 Eier, Olivenöl und 1 Esslöffel Petersilie zu einem festen Teig kneten. In Klarsichtfolie einschlagen und etwa 20 Minuten ruhen lassen. Der Teig soll ziemlich fest sein, im Bedarfsfall gibt man etwas Wasser dazu.
- In der Zwischenzeit den Schinken klein würfeln. Sahne, 2 Eier, Salz, Pfeffer und 1 Esslöffel Petersilie gut verrühren und den Schinken dazugeben.
- Den Nudelteig zu dünnen Platten ausrollen, gut bemehlen und in ½ cm breite Streifen schneiden. Das geht am besten mit einer Nudelmaschine.
- Gegebenenfalls die Hälfte der Nudeln für eine zweite Mahlzeit trocknen lassen oder gekocht aufbewahren.
- Reichlich Salzwasser zum Kochen bringen und die Nudeln darin etwa 5 Minuten kochen, bis sie »al dente« sind. Abseihen, in den Topf zurückgeben und mit dem Schinken-Ei-Gemisch gut vermengen. Den Topf zurück auf die Kochplatte stellen und 1 – 2 Minuten gut rühren, bis die Eier gestockt sind. In 2 vorgewärmten Suppentellern anrichten.

Tipp

Wenn Ihnen der selbst gemachte Nudelteig zu viel Arbeit macht, so können Sie natürlich fertige Nudeln kaufen – Dinkelnudeln finden Sie im Bioladen. Der Geschmack lässt sich allerdings nicht vergleichen.

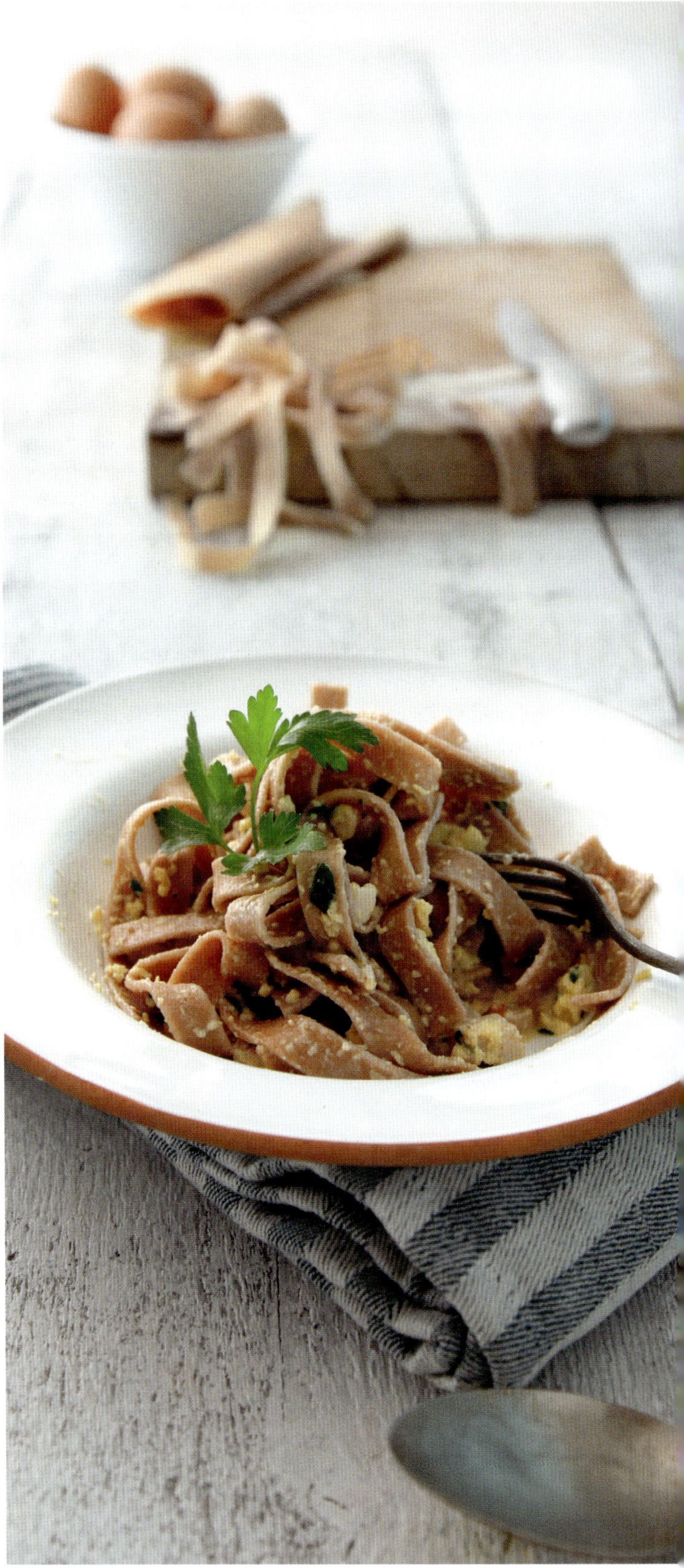

Buchweizenrisotto mit Pfifferlingen

Zur Pilzzeit

▶ Für 2 Personen

25 Min.

50 g Frühlingszwiebel · 100 g Karotten · 100 g Pastinaken · 200 g Pfifferlinge · 1 TL frischer Ingwer · 2 EL Olivenöl · 1 Tasse Buchweizen (200 g) · ca. 2 Tassen Gemüsebrühe (siehe Seite 56) oder Wasser · 1/8 l Majoran-Basensauce (siehe Seite 75) · 1 EL frische Majoranblätter · 4 EL Sahne · feines Meersalz · Pfeffer aus der Mühle

- Das Gemüse und die Pilze waschen und putzen. Frühlingszwiebel klein schneiden. Karotten und Pastinaken schälen und klein würfeln. Ingwer schälen und sehr fein schneiden. Kleinere Pilze halbieren, größere vierteln.
- Olivenöl erhitzen und Zwiebel, Pilze, Karotten, Pastinaken und Ingwer darin anschwitzen. Buchweizen zugeben, kurz mitrösten und mit Gemüsebrühe aufgießen.
- Zugedeckt 10 – 15 Minuten köcheln lassen, dann die Kochplatte ausschalten und das Risotto ohne umzurühren zugedeckt 15 – 20 Minuten ausquellen lassen. Die Flüssigkeit sollte nahezu aufgesogen und die Körner weich sein.
- Nun die Basensauce, Majoranblätter und Sahne untermischen und mit Salz und Pfeffer abschmecken.

WISSEN

Buchweizen

Buchweizen ist eigentlich kein Getreide, sondern ein glutenfreies Knöterichgewächs. Neben Hirse, Reis, Amarant, Quinoa und Mais zählt es daher zu den erlaubten Getreidearten bei Zöliakie oder bei einem entzündlichen Darm. Man kann Buchweizen in der Getreidemühle auch fein mahlen und das Mehl – wie Weizenmehl – verwenden.

Zucchini mit Tomaten-Käse-Füllung

Eine köstliche Kombination

▶ Für 2 Personen

30 Min.

2 mittelgroße Zucchini · 50 g Frühlingszwiebel · 2 Knoblauchzehen · 1 EL Oreganoblätter · 100 g Tomaten · 150 g Tofu natur · 150 g Schafskäse · 100 g Oliven · 2 EL Olivenöl · Pfeffer aus der Mühle · Meersalz

- Zucchini waschen, Strunk entfernen und der Länge nach durchschneiden. Die 4 Zucchinihälften auf der Außenseite etwas gerade schneiden und für die Füllung mit einem Teelöffel ein wenig aushöhlen. Das herausgelöffelte Zucchinifleisch würfeln.
- Frühlingszwiebel putzen, waschen und klein schneiden. Knoblauch schälen und fein hacken. Oreganoblätter grob schneiden. Tomaten waschen und fein würfeln. Tofu, Schafskäse und Oliven sehr fein würfeln.
- 1 EL Olivenöl erhitzen und die Frühlingszwiebelringe darin anschwitzen. Schafskäse, Oliven, Tofu, Oregano, Knoblauch, Zucchiniwürfel und Tomaten untermischen, pfeffern, eventuell salzen und zur Seite stellen.
- Das restliche Olivenöl in einer beschichteten Pfanne erhitzen und die Zucchinihälften zuerst auf der ausgehöhlten Innenseite etwa 2 – 3 Minuten anbraten. Dann wenden und auf der Unterseite gut bräunen. Vom Herd nehmen, zudecken und 3 – 5 Minuten im Dampf nachgaren lassen.
- Je 2 Zucchinihälften auf 2 vorgewärmten Tellern anrichten und mit der Tofu-Schafskäse-Mischung füllen.

▶ Das passt dazu

Quinoanocken (siehe Seite 75) und etwas Basensauce (siehe Seite 75).

▶ Variation:

Diese Füllung eignet sich auch für halbierte Tomaten, gebratene Auberginen oder Gurken. Der Schafskäse kann auch mit Oliven und Tofu püriert werden.

Gemüselasagne mit Basilikumdip

Lasagne ganz ohne Pasta – warum nicht?

▶ Für 2 Personen
35 Min.

1 mittelgroße Aubergine
2 Zucchini
100 g Karotten
100 g Sellerie
1 große Zwiebel
1 große Tomate
1 großer Bund Basilikum
3 EL Olivenöl
2 EL Tomatenmark
Meersalz
½ l Gemüsebrühe (siehe Seite 56)
100 g Schafskäse
3 Zehen Knoblauch
Saft einer ½ Zitrone
1 EL Oregano, getrocknet
Pfeffer aus der Mühle
10 g Butter
200 g Büffelmozzarella
1 Becher Schmand

- Gemüse und Kräuter waschen und putzen. Sellerie, Karotten und Zwiebel schälen und sehr fein würfeln.
- Für die Füllung Zwiebel-, Karotten- und Selleriewürfel in 1 Esslöffel Olivenöl anschwitzen. Tomatenmark zugeben, salzen, mit Gemüsebrühe aufgießen und etwa 25 Minuten dünsten, bis das Gemüse sehr weich und die Flüssigkeit verdunstet ist.
- In der Zwischenzeit Tomaten ebenfalls würfeln, Basilikum in Streifen schneiden. Schafskäse grob reiben. Knoblauch fein hacken. Den Backofen auf 200 Grad vorheizen.
- Für die Lasagne Aubergine und Zucchini der Länge nach in ½ cm dicke Scheiben schneiden, salzen, mit Zitronensaft beträufeln und Oregano daraufstreuen. Aubergine und Zucchini etappenweise in einer großen beschichteten Pfanne mit 2 Esslöffeln Olivenöl beidseitig gut anbraten, auf einen Teller legen und zuletzt mit einem Viertel des Basilikums bestreuen.
- Tomatenwürfel unter die Füllung mischen. Mit Pfeffer, Knoblauch, Butter und Basilikum gut abschmecken.
- Eine kleine feuerfeste Form ausbuttern, den Boden abwechselnd mit Auberginen- und Zucchinischeiben belegen und schichtweise mit dem Gemüseragout bestreichen. Wieder Gemüsescheiben darauflegen. Dazwischen jeweils Basilikumstreifen und Schafskäse geben.
- Zum Schluss den Mozzarella zerpflücken und auf der Lasagne verteilen. Die Lasagne im heißen Ofen etwa 10 Minuten überbacken.
- Für den Dip Schmand mit Salz, Pfeffer und den übrigen Basilikumstreifen mischen.

Tipp

Sollte die Füllung zu trocken sein, so mischen Sie etwa ½ l Basensauce (siehe Seite 75) darunter.

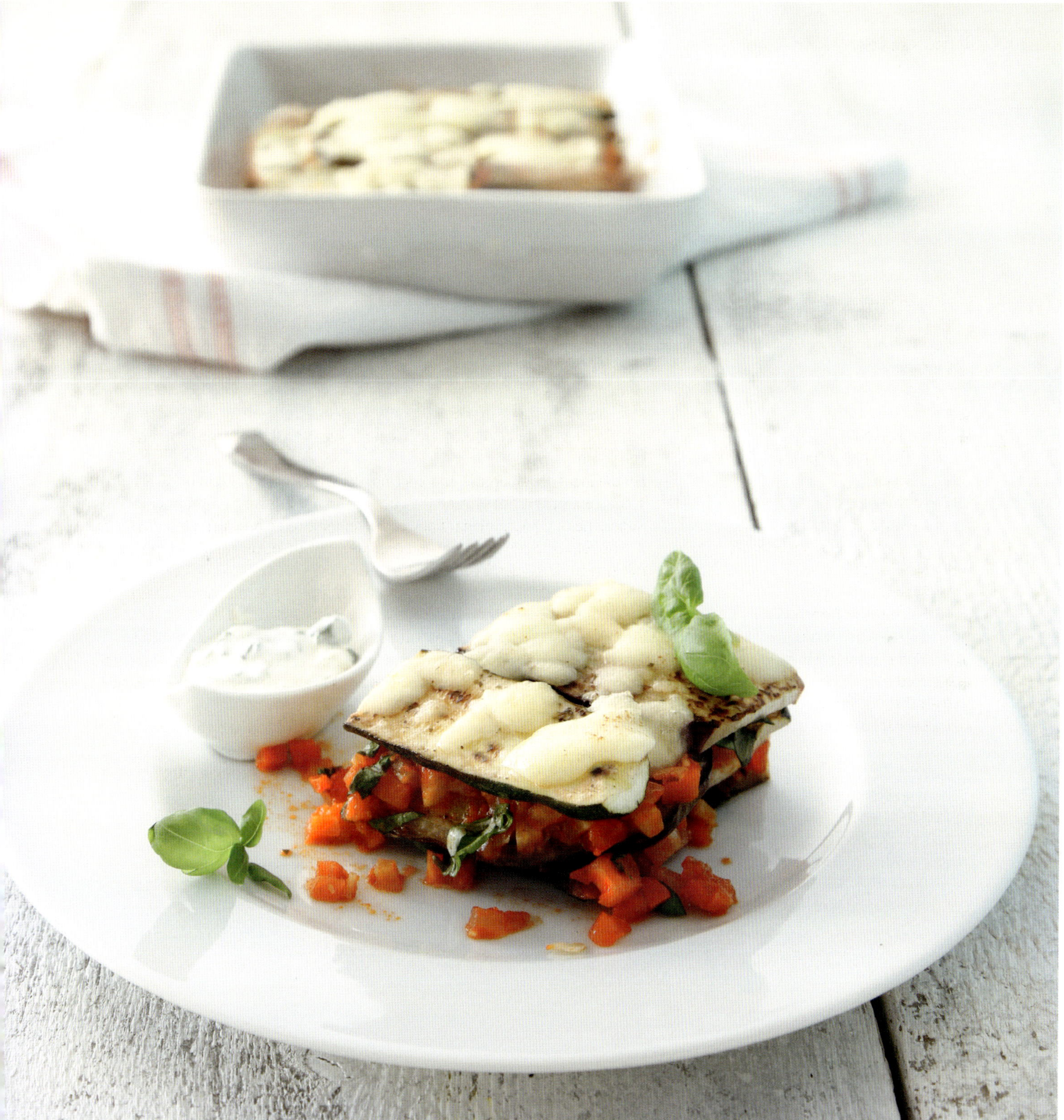

Zucchini-Kartoffel-Gratin

Ganz ohne Mehlbindung

▶ Für 2 Personen
45 Min.
2 mittelgroße Karotten · 2 mittelgroße Zucchini · 100 g Lauchzwiebel · 2 – 3 Kartoffeln · 100 g Schafsmozzarella · 2 EL Olivenöl · ½ TL ganzer Kümmel · ca. ¼ l Mineralwasser · Meersalz · Pfeffer · Muskatnuss · 1 Eigelb (kann man auch weglassen) · 100 g Schmand oder Schafsquark

- Gemüse und Kartoffeln waschen. Lauchzwiebel in Ringe schneiden. Zucchini in Scheiben schneiden. Karotten schälen und ebenfalls in Scheiben schneiden. Mozzarella grob würfeln.
- Kartoffeln in ½ cm dicke Scheiben schneiden. Olivenöl erhitzen und die Kartoffelscheiben darin beidseitig anbräunen. Kümmel zugeben, die Hitze reduzieren und die Kartoffeln 3 – 5 Minuten zugedeckt gar ziehen lassen.
- In der Zwischenzeit die Lauchzwiebel in Olivenöl anschwitzen, die Zucchinischeiben dazugeben und 2 – 3 Minuten bräunen. Wenn die Zucchinischeiben bissfest sind, alles herausnehmen und zur Seite stellen. Den Backofen auf 200 Grad vorheizen.
- Nun die Karottenscheiben in die Pfanne geben, mit Mineralwasser auffüllen und etwa 5 Minuten dünsten. Es soll keine Flüssigkeit zurückbleiben. Zucchini und Lauchzwiebel wieder untermischen, mit Salz, Pfeffer und Muskat würzen.
- Die Kartoffelscheiben in eine Auflaufform geben. Das Zucchinigemüse darüber verteilen.
- Nun das Eigelb mit Schmand und Mozzarella mischen und über dem Gratin verteilen.
- Im vorgeheizten Backofen bei Oberhitze 8 – 10 Minuten gratinieren, bis der Käse goldbraun ist.

Auberginengemüse mit Buchweizen

Harmonisierend

▶ Für 2 Personen
30 Min.
2 Auberginen · 50 g Schalotten · 4 Knoblauchzehen · 100 g Pfifferlinge oder Champignons · 1 EL Majoranblätter · 2 EL Basilikum · 250 g Tomaten · 50 g Schafs- oder Ziegenkäse · 150 g Buchweizen · 3 EL Olivenöl · 350 ml Gemüsebrühe oder Wasser · 100 g Philadelphia · feines Meersalz · Pfeffer aus der Mühle · etwas Zitronensaft

- Gemüse und Kräuter waschen. Bei den Auberginen Strunk entfernen, dann in gleichmäßig große Würfel schneiden. Schalotten und Knoblauch schälen und klein schneiden. Pilze putzen und vierteln. Kräuter abzupfen und grob schneiden. Den Strunk entfernen und die Tomaten würfeln. Käse grob raspeln.
- Den Buchweizen waschen, abtropfen lassen und in 1 Esslöffel Olivenöl mit Schalotte, Knoblauch und Pilzen anschwitzen.
- Mit Gemüsebrühe auffüllen und zugedeckt etwa 15 Minuten köcheln lassen. Dann Kochplatte ausschalten und darauf zugedeckt weitere 15 Minuten ausquellen lassen. Die Flüssigkeit sollte aufgesogen sein.
- Philadelphia und die Hälfte des Käses untermischen und mit Majoran, Pfeffer und Salz würzen.
- Die Auberginenwürfel mit Zitronensaft, Salz und Pfeffer würzen und in Olivenöl etwa 5 Minuten gut anbraten – dabei immer wieder umrühren. Die Tomaten dazugeben, mit Salz, Pfeffer und Basilikum würzen und unter den fertigen Buchweizen mischen.
- Mit einer Schöpfkelle auf 2 vorgewärmten Tellern anrichten, mit Schafskäse bestreuen und eventuell etwas erwärmte Basensauce dazu servieren.

▶ Das passt dazu
Basensauce (siehe Seite 75).

Bunter Gemüseauflauf

Bunt & gesund

▶ Für 2 Personen

30 Min.

300 g gemischtes Gemüse wie Karotten, Pastinaken, Petersilienwurzel, Mangold, Spinat, Sellerieknolle · 50 g Schafskäse · frische Kräuter wie Thymian, Majoran und Oregano · 100 g junger Lauch oder Zwiebel · 2 EL Olivenöl · 2 Eigelbe · 120 g Gervais oder Philadelphia · 50 g Schmand oder Quark · feines Meersalz · Muskatnuss, frisch gerieben

- Das Gemüse waschen und putzen. Karotten, Pastinaken, Sellerie und Petersilienwurzel schälen und in mundgerechte Stücke schneiden. Die Schalen und Abschnitte für Gemüsebrühe weiterverwenden.
- Den Schafskäse grob reiben. Den Backofen auf 200 Grad vorheizen.
- Das Wurzelgemüse im Kocheinsatz 5 – 10 Minuten dämpfen. Die Mangoldstiele von den Blättern trennen. Stiele in grobe Stücke schneiden, zum Wurzelgemüse geben und 5 Minuten mitdämpfen.
- Die Kräuter abzupfen und grob schneiden. Zwiebel schälen und fein schneiden oder Lauch putzen und in Streifen schneiden.
- Zwiebel in Olivenöl anschwitzen. Das Mangoldgrün, das gedämpfte Gemüse, Eigelb, Gervais, Schmand sowie Käse dazugeben, mit den fein geschnittenen Kräutern, Salz und Muskat würzen.
- Die Gemüsemischung in eine kleine Auflaufform geben und etwa 15 Minuten bei 200 Grad Oberhitze knusprig braun überbacken.

▶ Das passt dazu

Gedämpfte Kartoffeln.

Gemüseschnitzel mit Mangold

Ganz ohne Getreide

▶ Für 2 Personen

15 Min.

3 mittelgroße Kartoffeln · 1 Karotte · 1/2 Zucchini · feines Meersalz · 1 kleiner Zweig frischer Thymian · 1 Eigelb · Muskatnuss, frisch gerieben · 2 EL Olivenöl · 200 g Mangold (oder Spinat) · 50 g Schalotten · 2 Knoblauchzehen · 50 g Schafskäse · 1 TL Butter oder Pflanzenmargarine Alsan-S · 1/8 l Gemüsebrühe · 30 g Sonnenblumenkerne

- Kartoffeln und Karotte waschen und schälen, Zucchini putzen und waschen. Das Gemüse mit einer mittelfeinen Reibe raspeln, salzen und den Saft etwas ausdrücken.
- Thymianblätter von den Stielen zupfen. Die Gemüseraspel mit Eigelb, Muskat und Thymian gut vermischen.
- Olivenöl in einer großen beschichteten Pfanne erhitzen. Darin die Gemüsemasse zu 1–2 flachen Schnitzeln formen, beidseitig braun anbraten und zugedeckt ein paar Minuten nachziehen lassen. Diesen Vorgang wiederholen.
- Den Mangold waschen, putzen und in grobe Stücke schneiden. Schalotten und Knoblauch schälen und fein schneiden. Schafskäse grob reiben.
- Knoblauch und Schalotten mit dem Fett in eine Pfanne geben und kurz anbraten. Mangold dazugeben, mit Salz, Pfeffer und Muskat würzen und die Gemüsebrühe zugeben. Den Mangold in etwa 5 Minuten ohne Deckel weich dünsten.
- Den Mangold mit Schafskäse und Sonnenblumenkernen bestreuen und zu den Gemüseschnitzeln servieren.

▶ Variation:

Das Gemüseschnitzel können Sie auch als Boden für eine Gemüsepizza verwenden. Einfach beliebig belegen – wie eine Teigpizza – und im Ofen kurz gratinieren. Schmeckt köstlich.

Kartoffelgulasch mit Würstchen

Herzhafter Genuss

▶ Für 2 Personen
35 Min.
400 g Kartoffeln · 1 große Zwiebel · 2 Knoblauchzehen · 1 gelbe Paprikaschote · 1 grüne Paprikaschote · 200 g Putenwürstchen · 2 EL Olivenöl · 1 TL Butter · 1 EL Paprikapulver, edelsüß · 50 g Tomatenmark · 1 TL Thymian und Majoran, getrocknet · 1 Msp. Kümmel, gemahlen · 2 Lorbeerblätter · ¼ TL Meersalz · Pfeffer aus der Mühle · ca. 1 l Wasser · 2 EL Maisstärke · 2 EL Sahne · 1 EL Apfelessig
2 EL Schmand zum Garnieren

- Kartoffeln waschen, schälen und in große Stücke schneiden. Zwiebel und Knoblauch schälen und klein schneiden. Paprikaschoten waschen, Stiel und Innengehäuse entfernen und grob würfeln. Würstchen in Scheiben schneiden.
- Öl und Butter erhitzen, Zwiebel und Knoblauch darin goldgelb anbraten. Paprikapulver, Tomatenmark, Paprikawürfel und Kartoffelstücke zugeben und gut umrühren.
- Mit Majoran, Thymian, Kümmel, Lorbeer, Salz und Pfeffer schmackhaft würzen. Das Wasser zugeben und die Kartoffeln 15–20 Minuten kochen, bis sie gar sind.
- Maisstärke mit etwas kaltem Wasser glatt rühren und in das fertige Gulasch einrühren. Einmal aufkochen lassen, sodass das Kartoffelgulasch eine sämig-gebundene Konsistenz aufweist.
- Zuletzt Sahne, Apfelessig und Würstchen untermischen und das Gulasch nochmals abschmecken.
- In 2 vorgewärmten Suppentellern anrichten und mit je einem Klecks Schmand garnieren.

Lammbraten mit Wurzelgemüse

Alles aus dem Ofen

▶ Für 2 Personen
50 Min.
100 g Karotten · 100 g Pastinaken · 100 g Sellerie · 1 große Zwiebel · 2 Knoblauchzehen · 300 g Kartoffeln · 400 g Lammkeule · feines Meersalz · Pfeffer aus der Mühle · 1 EL Olivenöl · ¼ l Gemüsebrühe · 2 frische Thymianzweige

- Den Backofen auf 200 Grad vorheizen. Karotten, Pastinaken und Sellerie waschen, schälen und in große Stücke schneiden. Zwiebel schälen und vierteln. Knoblauch schälen und klein schneiden. Kartoffeln waschen, schälen und vierteln.
- Das Fleisch waschen, trocken tupfen und mit Salz und Pfeffer würzen.
- Das Olivenöl in einer größeren Bratenform oder Kasserolle erhitzen und das Fleisch darin rundum knusprig braun anbraten. Mit etwas Gemüsebrühe aufgießen.
- Das Wurzelgemüse, die Kartoffelstücke, Zwiebel und Knoblauch so um das Fleisch verteilen, dass es auch gut gebräunt werden kann.
- Den Braten mit Gemüse und Kartoffeln 30–40 Minuten im vorgeheizten Ofen garen lassen. Von Zeit zu Zeit alles mit dem eigenen Saft und eventuell etwas Gemüsebrühe begießen. In den letzten 10 Minuten die Thymianzweige darüber verteilen.
- Das Fleisch portionieren und mit Gemüse, Zwiebeln und Kartoffeln auf 2 vorgewärmten Tellern anrichten. Darüber etwas von der Bratensauce verteilen.

Risotto mit Langostinos

Mediterraner Meeresfrüchtegenuss

- Langostinos waschen, Köpfe abdrehen, Schalen entfernen, etwas einschneiden und den Darm herausnehmen. Die sauberen Schalen mit ½ Liter Wasser zu einem Fond auskochen.
- Das Gemüse waschen. Lauch in schmale Ringe schneiden. Pastinaken schälen (die Schalen zum Fischfond geben) und fein würfeln. Knoblauch und Schalotten schälen und beides sehr fein schneiden.
- Den Reis im Küchensieb waschen und abtropfen. Basilikum und Petersilie abzupfen (Stiele zum Fischfond geben) und grob schneiden. Bei den Tomaten den Strunk entfernen und die Tomaten in Würfel schneiden.
- Lauch mit Schalotten in 1 Esslöffel Olivenöl anschwitzen. Den Reis, die Safranfäden und das Rübengemüse dazugeben.
- Den Fischfond abseihen und ¼ Liter davon zum Reis gießen. Zugedeckt etwa 20 Minuten köcheln lassen. Dann die Kochplatte ausschalten und den Reis darauf zugedeckt weitere 20 Minuten nachquellen lassen. Zwischendurch nicht rühren.
- Jetzt Weißwein, 50 ml Basilikumsauce, Sahne und Tomaten dazumischen. Der Risotto sollte gut cremig sein. Mit Salz und Pfeffer würzen. 2–3 Minuten unter mäßigem Rühren stark erhitzen. Vom Herd nehmen, zudecken und den Risotto etwa 5 Minuten nachziehen lassen.
- Die übrige Basilikumsauce warm machen.
- Die Langostinos in Olivenöl und Knoblauch scharf anbraten, zudecken und 3–5 Minuten durchziehen lassen. Mit Salz, Pfeffer, Petersilie und Basilikum würzen.
- Den Risotto in 2 gewärmten Suppentellern anrichten, die Langostinos darüber verteilen und mit Basilikum garnieren.

▶ Variation:

Sie können den Risotto auch mit anderen separat gebratenen Fischen zubereiten, zum Beispiel mit gegrillten oder gebratenen Calamari, mit ausgelösten und zart gebratenen Filets von Forelle, Lachsforelle oder Saibling – einzeln oder gemischt. Auch Shrimps passen gut dazu.

▶ Für 2 Personen

45 Min.

500 g Langostinos mit Schale
50 g Lauch
100 g Pastinaken
4 Knoblauchzehen
100 g Schalotten
100 g Vollwertreis
1 Bund Basilikum
etwas Petersilie
2 Tomaten
3 EL Olivenöl
3–4 Safranfäden
4 EL Weißwein
300 ml Basilikum-Basen-Sauce (siehe Seite 75)
50 ml Sahne
feines Meersalz
Pfeffer aus der Mühle

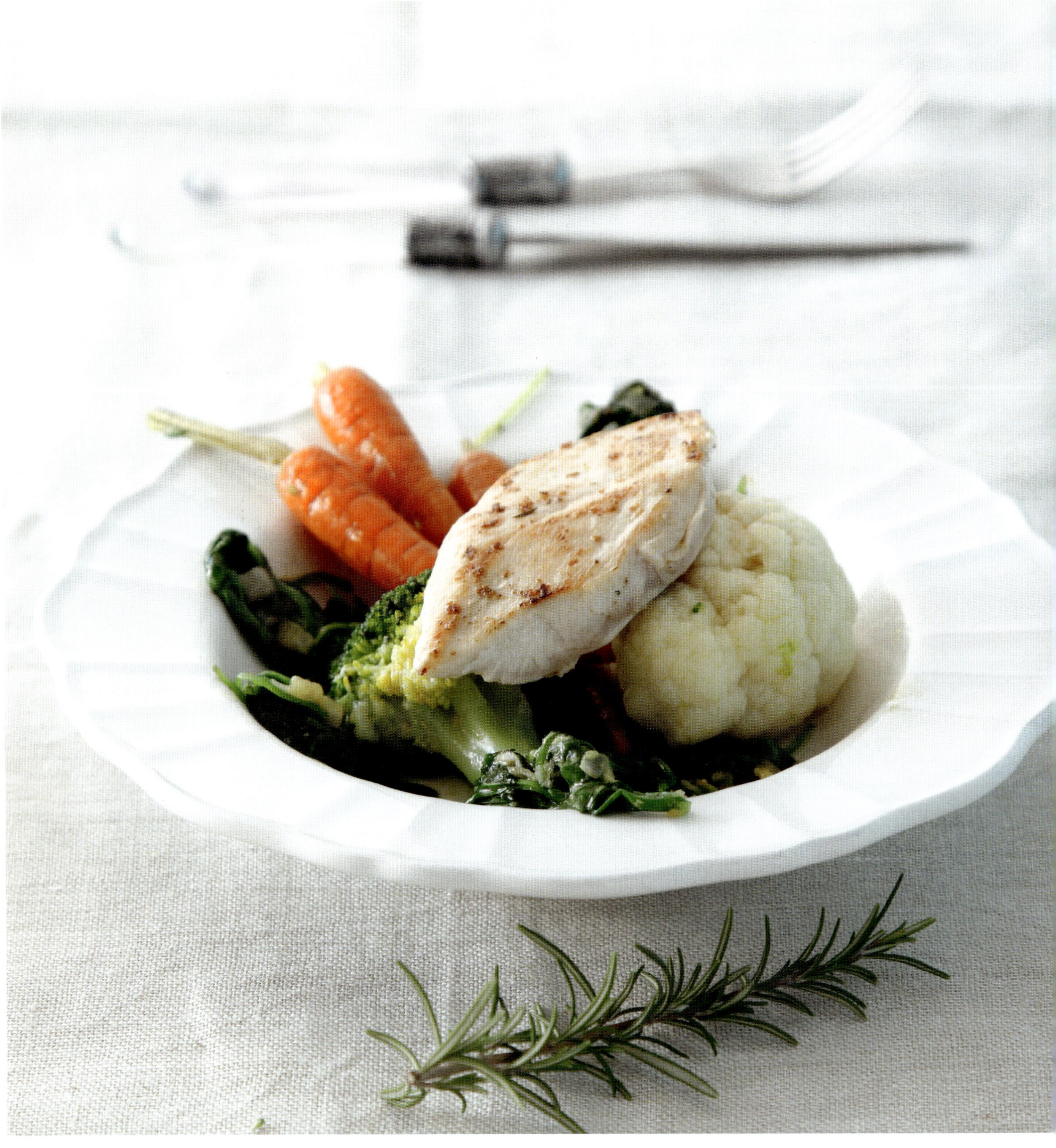

Hühnerschnitzel mit Gemüse

Bekömmliches helles Fleisch

- Zuerst die Rosmarin-Basen-Sauce zubereiten (siehe Seite 75).
- Gemüse waschen. Karotten putzen und nur etwas abschaben. Brokkoli, Blumenkohl und Karotten etwa 10 Minuten dämpfen oder kochen.
- Den Mangold waschen, in größere Stücke schneiden. Schalotten schälen und klein schneiden. Schalotten und Spinat in einer Pfanne mit etwas Olivenöl anschwitzen und 3 – 5 Minuten dünsten. Eventuell 2 – 3 Esslöffel Gemüsebrühe angießen. Mit der Rosmarin-Basen-Sauce mischen und mit Salz und Pfeffer würzen.
- Die Hühnerschnitzel waschen, trocken tupfen, eventuell etwas platt klopfen und mit Salz und Pfeffer würzen. In einer beschichteten Pfanne mit wenig Olivenöl beidseitig in etwa 3 – 5 Minuten knusprig braun braten. Das Fleisch soll zartrosa und saftig sein.
- Die Schnitzel auf 2 vorgewärmten Tellern anrichten, den Bratenrückstand in der Pfanne mit 3 – 4 Esslöffeln Gemüsebrühe oder Basensauce aufkochen und über das Fleisch geben. Mit Rosmarin garnieren.
- Brokkoli, Blumenkohl und Karotten abgießen beziehungsweise aus dem Dampf nehmen. Das Kochwasser für Gemüsebrühe weiterverwenden. Das Gemüse mit etwas zerlassener Butter einpinseln. Mangold zum Fleisch anrichten und darauf Karotten, Brokkoli und Blumenkohl garnieren.

Tipp

Sie können auch Putenschnitzel oder Kalbsschnitzel verwenden. Fleischsaft, der beim Warmhalten von Gebratenem austritt, sollte stets unter die Basensauce gemischt werden – das rundet den Geschmack ab.

▶ Für 2 Personen

20 Min.

- 1/8 l Rosmarin-Basen-Sauce (siehe Rezept Seite 75) mit frischem Rosmarin
- 4 – 6 junge Karotten
- 2 Brokkoliröschen
- 2 Blumenkohlröschen
- 200 g Mangold oder Spinat
- 50 g Schalotten
- evtl. etwas Gemüsebrühe
- 1 – 2 EL Olivenöl
- feines Meersalz
- Pfeffer aus der Mühle
- 2 Hühnerschnitzel à 120 g
- 1 Zweig Rosmarin
- 1 TL Butter

STUFE 3

Kartoffelrösti mit Brokkoli und Knoblauchschmand

Vegetarisch lecker

▶ Für 2 Personen

25 Min.

1 kleiner Kopf Brokkoli · feines Meersalz · 30 g Mandelstifte · 500 g mehlige Kartoffeln · 2 Eigelb · Muskatnuss, frisch gerieben · 1 EL Majoranblätter · 1 EL Olivenöl · 2 Knoblauchzehen · 1 kleiner Becher Schmand · 1 TL Zitronensaft · 1 TL Butter

- Brokkoli waschen, in Röschen teilen und in Salzwasser etwa 10 Minuten kochen. Das Wasser für Gemüsebrühe weiterverwenden. Die Mandelstifte in einer trockenen Pfanne anrösten.
- Inzwischen die Kartoffeln schälen, waschen und mittelfein in eine Schüssel reiben. Die Masse fest ausdrücken und mit Salz, Eigelb, Muskat und Majoran mischen.
- Olivenöl in einer beschichteten Pfanne erhitzen, die Hälfte der Kartoffelmasse hineingeben und flach drücken. Die Rösti bei mittlerer Hitze 5 – 8 Minuten gut anbräunen, dann auf einen Teller gleiten lassen. Wenden und die zweite Seite in 5 Minuten knusprig braun backen. Im Backofen bei 150 Grad warm halten, währenddessen die zweite Rösti braten.
- Knoblauch abziehen und fein würfeln. Schmand mit Knoblauch, Salz und Zitrone verrühren. Auf die Kartoffelrösti geben. Brokkoli abtropfen lassen, mit zerlassener Butter beträufeln, salzen und auf dem Schmand anrichten. Mit den angerösteten Mandelstiften bestreuen.

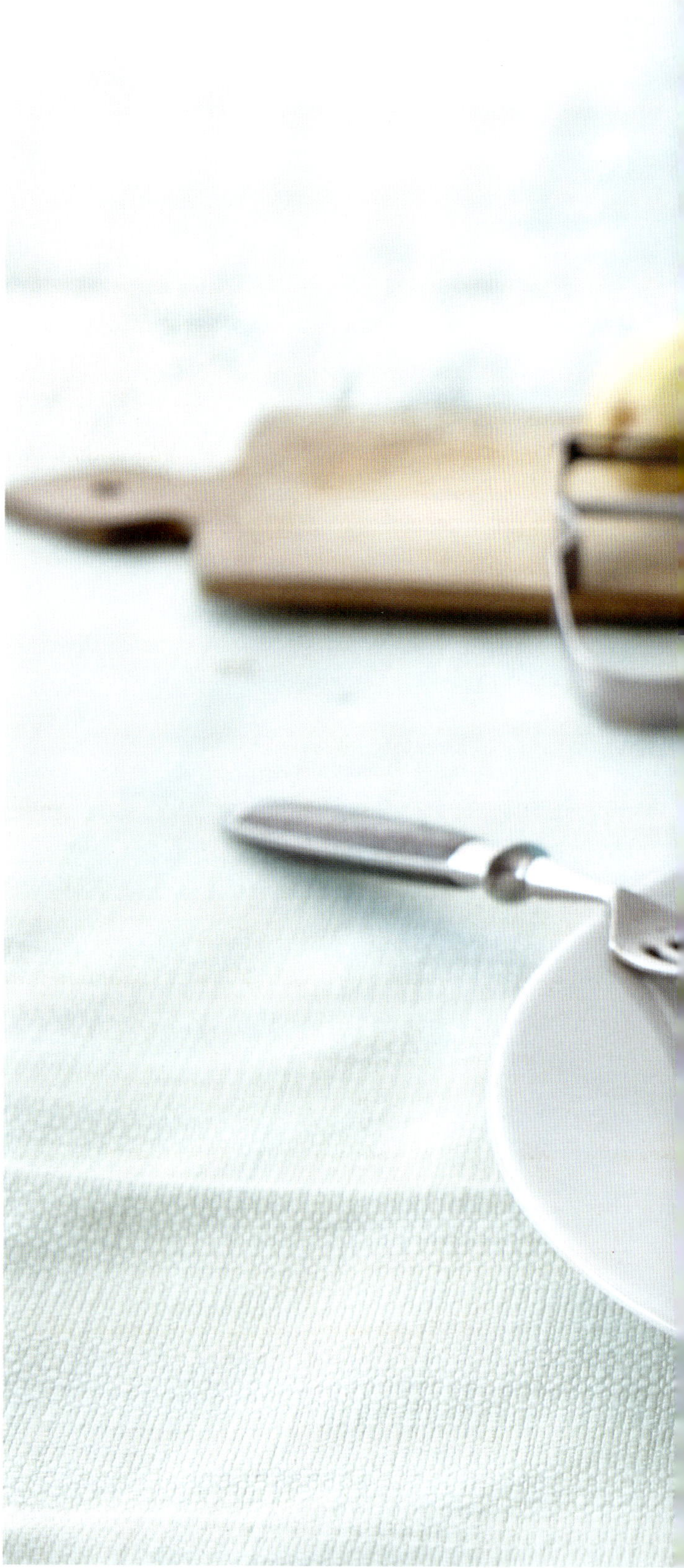

STUFE 3 – NEUE HERAUSFORDERUNGEN

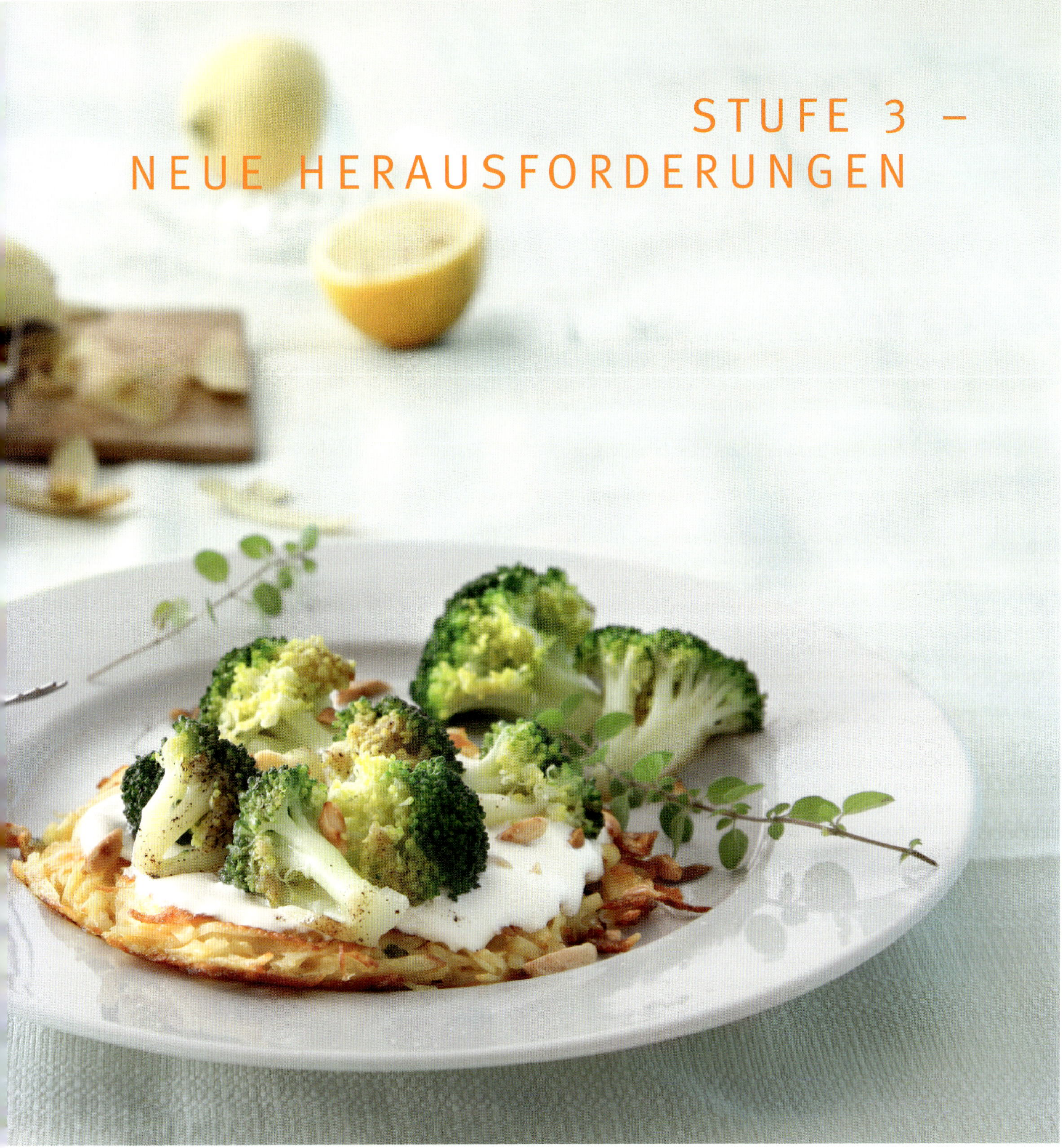

Stufe 3 – neue Herausforderungen

Die Grundprinzipien der zweiten Stufe bleiben auch in der dritten Stufe erhalten. Allerdings stellen wir auch einige neue Herausforderungen an die Verdauungsleistung, um den Übergang zur Normalkost zu erleichtern. Achten Sie dabei jedoch weiterhin darauf, das Ihnen alles gut bekommt. Falls dies nicht der Fall sein sollte, bleiben Sie vorerst noch einige Tage bei Stufe 2.

Der Übergang zur Normalkost kann langsam beginnen. Jede Ernährungsumstellung und jede Nahrungskarenz hat Auswirkungen auf unseren Körper, wir fühlen uns besser und wollen einige Erfahrungen mitnehmen in den Alltag. Vielleicht helfen Ihnen die Erfahrungen, die Sie während der Candida-Diät gemacht haben, auch dabei, Ihr normales Leben ein klein wenig umzustellen. Sich wohlzufühlen und mehr in sich hineinzuhören ist für die Pflege der Gesundheit auch weiterhin wichtig. Daher achten Sie besonders auf die Verträglichkeit der Speisen. Testen Sie eine Speise nach der anderen und achten Sie auf die Kombination. Denken Sie daran, dass ein Zuviel an Kohlenhydraten in Fett umgebaut wird und dass eine Trennung von Eiweiß und Kohlenhydraten in einer Mahlzeit deutlich Erleichterung schafft. Daher bleibt speziell für ein leichtes Abendessen die Trennkost ein heißer Tipp. Eine vernünftige Ernährung nimmt auch Rücksicht auf die Tagesverfassung beziehungsweise auf tagesformbedingte Verdauungsleistung und Verträglichkeit. An anstrengenden Arbeitstagen kann die ganz anders aussehen als im Urlaub.

Frühstück Zum Frühstück haben Sie in der dritten Stufe die Wahl zwischen verschiedenen Fladen, Sauerteigbrot und Kartoffelscheiben mit Aufstrich. Zusätzlich zu den bereits bekannten Aufstrichen gibt es einige weitere Aufstriche zur Wahl: zum Beispiel mit Rinderschinken und Tofu (Rezepte auf Seite 106). Als Getränk gibt es zum Frühstück weiterhin verschiedene ungesüßte Kräutertees.

Mittagessen Im Unterschied zu Stufe 1 und 2 können Sie nun als Vorspeise verschiedene Blattsalate essen – eventuell mit etwas Joghurtdressing. Außerdem finden Sie weitere Rezeptvorschläge für Suppen und Hauptgerichte. Grundsötzlich sollten Sie einen Leitspruch im Auge behalten: »Was vertragen wird, ist auch erlaubt!«

Abendessen Im Prinzip bleibt das Abendessen wie in den vorherigen Stufen: Eventuell vorweg 1 Tasse Gemüsepüreesuppe, die Sie bereits zu Mittag gekocht und gegessen haben. Danach die bereits gewohnten warmen Pellkartoffelscheiben mit verschiedenen Aufstrichen – Sie können beliebig wählen aus den verschiedenen Aufstrichen der ersten, zweiten und dritten Stufe. Neu ist: Sie können in der dritten Stufe auch abends ein Stück Fladen oder Sauerteigbrot statt der Kartoffelscheiben essen. Allerdings sollten Sie weiterhin das Prinzip einhalten, nur zweimal am Tag Kohlenhydrate zu essen – je weniger Kohlenhydrate, desto besser für die Therapie. Daher essen Sie nur dann abends Brot, wenn Sie zum Mittagessen ein Gemüsegericht ohne Getreide gewählt haben.

So könnte Ihre dritte Woche aussehen

	Frühstück	Mittagessen	Abendessen
1. Tag	1 Kanne Anserinen- oder Zinnkrauttee Dinkelfladen oder Sauerteigbrot (S. 102) Sesamaufstrich (S. 54)	Blumenkohlsuppe (S. 109) Dinkelreis mit Mangold und Champignons (S. 114)	1 Kanne Anserinen- oder Zinnkrauttee warme Pellkartoffelscheiben Sesamaufstrich
2. Tag	1 Kanne Melissen- oder Eberwurztee Dinkelfladen oder Sauerteigbrot (S. 102) Schafskäseaufstrich mit Thymian (S. 106)	Gurkensuppe mit Dill (S. 109) Gefüllte Paprika mit Tomatensauce (S. 110)	1 Kanne Melissen- oder Eberwurztee Scheiben von warmen Pellkartoffeln Schafskäseaufstrich mit Thymian
3. Tag	1 Kanne Brennnessel- oder Sanikelwurztee Dinkelfladen oder Sauerteigbrot (S. 102) Aufstrich mit Rinderschinken und Tofu (S. 106)	Grünkohlsuppe mit Buchweizen (S. 109) Buchweizenpfanne mit Brokkoli und Ziegenkäse (S. 113)	1 Kanne Brennnessel- oder Sanikelwurztee warme Pellkartoffelscheiben Aufstrich mit Rinderschinken und Tofu
4. Tag	1 Kanne Lindenblüten- oder Blutwurztee Dinkelfladen oder Sauerteigbrot (S. 102) Käseaufstrich mit Gemüse (S. 106)	Kürbissuppe mit Ingwer (S. 59) Geschnetzeltes mit Selleriepüree (S. 115)	1 Kanne Lindenblüten- oder Blutwurztee warme Pellkartoffelscheiben oder Dinkelfladen Käseaufstrich mit Gemüse
5. Tag	1 Kanne Waldmeister- oder Angelikatee Dinkelfladen oder Sauerteigbrot (S. 102) Mandelaufstrich (S. 55)	Gemüsesuppe nach Minestrone-Art (S. 74) Reisnocken mit Ratatouille (S. 114)	1 Kanne Waldmeister- oder Angelikatee Scheiben von warmen Pellkartoffeln Mandelaufstrich
6. Tag	1 Kanne Weidenröschen- oder Citronellatee Dinkelfladen oder Sauerteigbrot (S. 102) Forellenaufstrich (S. 54)	Karottensuppe (S. 60) Pellkartoffeln mit Butter (S. 61) oder gefüllte Kartoffeln mit Paprikagjuwetsch (S. 112)	1 Kanne Weidenröschen- oder Citronellatee warme Kartoffelscheiben oder Dinkelfladen Forellenaufstrich
7. Tag	1 Kanne Schafgarben- oder Efeutee Dinkelfladen oder Sauerteigbrot (S. 102) Knoblauch-Kartoffel-Aufstrich (S. 107)	Gemüseeintopf mit Lammfleisch (S. 116)	1 Kanne Schafgarben- oder Efeutee warme Kartoffelscheiben oder Dinkelfladen Knoblauch-Kartoffel-Aufstrich

Sauerteigbrot

Das Grundrezept für hefefreies Brot

▶ Für 1 Brot à 1 kg
⏲ 60 Min. + 12 – 24 Std. Gärzeit

Sauerteigansatz:
300 g feines Roggenmehl
200 ml Wasser
1 EL Sauermilch

Brotteig:
600 g fein gemahlenes Dinkelmehl
ca. 400 ml lauwarmes Wasser
2 EL Sonnenblumenkerne
½ TL feines Meersalz
½ TL gemahlener Kümmel

- Den Sauerteig bereits einen Tag vorher ansetzen: In einer Glasschüssel Roggenmehl mit lauwarmem Wasser und Sauermilch gut vermischen, den Teig mit Klarsichtfolie zudecken und über Nacht bei Raumtemperatur stehen lassen. Die Folie spannt sich, da der Teig gärt.
- Für den Brotteig das Dinkelmehl mit lauwarmem Wasser in eine Rührschüssel geben. Die Sonnenblumenkerne grob hacken und zugeben, mit Meersalz und Kümmel würzen. Den Sauerteig zugeben und gut durchkneten – am besten in der Küchenmaschine, sonst mit den Rührhaken des Mixers.
- Den Brotteig auf einer bemehlten Arbeitsfläche mit etwas Mehl gut durchkneten, zu einer Kugel formen und diese in ein gut bemehltes kleines Brotkörbchen – am besten aus Peddigrohr – legen.
- Mit einem sauberen Küchentuch abdecken und an einem warmen Ort etwa 40 Minuten gehen lassen, bis sich das Volumen deutlich vergrößert hat und der Teig locker erscheint. Notfalls kann man den Teig zum Gehen in den auf 40 Grad vorgeheizten Backofen stellen.
- Den Backofen auf 200 Grad vorheizen. Ein Backblech mit etwas Mehl bestäuben und das Brot aus dem Körbchen darauf stürzen. Etwa 50 Minuten backen, dann herausnehmen und auf einem Gitter erkalten lassen, damit der Dampf nach allen Seiten hin entweichen kann.
- Erst anschneiden, wenn das Brot völlig ausgekühlt ist.

▶ **Variation:**
Für ein Roggenmischbrot nehmen Sie beim Brotteig je 300 g Roggenmehl und 300 g Dinkelmehl. Ergänzen lässt sich der Brotteig je nach Geschmack mit: 100 g Zwiebelwürfeln, Lauch oder Frühlingszwiebeln (in Olivenöl angeschwitzt), 1 Teelöffel fein gehacktem frischen Ingwer oder Knoblauch, 1 Esslöffel Thymian, Kresse, Minze, Petersilie oder Oregano, 2 – 4 Esslöffel grob gehackte Walnüsse, Pinienkerne, Kürbiskerne, Sonnenblumenkerne, Sesam oder Leinsamen.

Tipp
Am besten schmeckt das Brot, wenn Sie Bio-Getreide im ganzen Korn kaufen und erst kurz vor der Verwendung auf feinster Stufe mahlen. Das enthält auch die meisten Nährstoffe. Als Backhilfe können Sie bei Bedarf ein Päckchen Weinstein-Backpulver zum Teig mischen. Das Brot wird dadurch lockerer.

Dinkelfladen mit Oregano

Hefefrei

▶ Für 6 Fladen

25 Min.

250 g fein gemahlenes Dinkelmehl · 200 ml Mineralwasser mit Kohlensäure · 50 ml Acidophilus-Sauermilch 4 Knoblauchzehen · 1 Bund frischer Oregano · 100 g Hüttenkäse

- Den Backofen auf 200 Grad vorheizen. Mehl, Mineralwasser und Sauermilch zu einem glatten Teig verrühren.
- Knoblauch schälen und sehr fein hacken. Oregano waschen, von den Stielen zupfen und die Blätter grob schneiden. Hüttenkäse, Oregano und Knoblauch unter die Teigmasse mischen.
- Aus dem Teig – wie im Grundrezept auf Seite 68 beschrieben – 6 dünne Brotfladen formen, diese 20 Minuten backen und auf einem Gitter erkalten lassen. Da sie ohne Hefe sind, können die Fladen auch warm gegessen werden.

Tipp

Wählen Sie die Temperatur so hoch, dass die Fladen in den ersten 15 Minuten eine schöne gleichmäßig braune Farbe bekommen. Dann können Sie die Temperatur bei Bedarf in den letzten 5 Minuten nach unten korrigieren.

Buchweizenfladen mit Schafsquark

Hefefrei

▶ Für 6 Fladen

25 Min.

250 g Buchweizen, frisch gemahlen · ¼ TL feines Meersalz · ¼ l Mineralwasser mit Kohlensäure · 1 kleine Zwiebel · 2 Knoblauchzehen · 100 g frischer Rucola · 2 EL Olivenöl · 50 g Schafsquark oder Schafskäse

- Den Backofen auf 200 Grad vorheizen. Buchweizenmehl, Salz und Mineralwasser zu einem glatten Teig verrühren.
- Zwiebel und Knoblauch schälen. Beides fein schneiden. Den Rucola waschen, abtropfen lassen und grob schneiden.
- Zwiebel und Knoblauch in Olivenöl anschwitzen, Rucola zugeben und 1 – 2 Minuten zusammenfallen lassen.
- Zwiebeln, Knoblauch und Rucola unter die Teigmasse mischen. Den Schafsquark oder Käse dazugeben.
- Aus dem Teig – wie im Grundrezept auf Seite 68 beschrieben – 6 dünne Brotfladen formen, diese bei 200 Grad 20 Minuten backen und auf einem Gitter erkalten lassen. Da sie ohne Hefe sind, können die Fladen auch warm gegessen werden. Siehe Foto Seite 69.

Hirsefladen mit Oliven

Hefefrei

▶ Für 6 Fladen

25 Min.

100 g Hirsemehl · 150 g Dinkelmehl, frisch gemahlen · ⅛ l Schafsmilch oder Kuhmilch · 1 kleine Zwiebel · 200 g Oliven · 2 EL Olivenöl · ⅛ l Schafsjoghurt · ¼ TL feines Meersalz

- Den Backofen auf 200 Grad vorheizen. Hirse- und Dinkelmehl mit der Milch zu einem glatten Teig verrühren.
- Zwiebel schälen und klein schneiden. Oliven gegebenenfalls entkernen und grob schneiden. Zwiebel- und Olivenstücke in Olivenöl anschwitzen, kurz abkühlen und zur Teigmasse mischen. Joghurt zugeben, salzen und erneut gut mischen.
- Aus dem Teig – wie im Grundrezept auf Seite 68 beschrieben – 6 dünne Brotfladen formen, diese bei 200 Grad 20 Minuten backen und auf einem Gitter erkalten lassen. Da sie ohne Hefe sind, können die Fladen auch warm gegessen werden.

Hirsescheiben

Brotersatz – ganz ohne Backen zubereitet

▶ Für 8 Scheiben
40 Min.
1 Zwiebel · 1 EL Petersilie · 500 g Hirse, ganz · 2 EL Olivenöl · 1 l Gemüsebrühe oder Wasser · 200 ml Sahne · feines Meersalz

- Zwiebel schälen und fein schneiden. Petersilie grob hacken. Hirse gut waschen und abtropfen lassen.
- Die Zwiebel in Olivenöl anschwitzen, die Hirse dazugeben. Mit Gemüsebrühe und Sahne auffüllen, salzen, zudecken und etwa 15 Minuten bei kleiner Flamme köcheln lassen. Dann Kochplatte ausschalten und die Hirse darauf zugedeckt – ohne umzurühren – weitere 15–20 Minuten ausdünsten lassen, bis sie weich ist und alle Körner aufgebrochen sind.
- Die Hirse von der Kochplatte nehmen, in eine mit Klarsichtfolie ausgelegte längliche Form (beispielsweise eine kleine Kastenform) pressen und auskühlen lassen. Folie darüber schlagen und dann für ein paar Stunden in den Kühlschrank stellen.
- Danach aus der Form auf ein Brett stürzen. Mit einem dünnen, glatten Messer dicke Scheiben abschneiden, die dann wie Brot gegessen werden.

Tipp
Die Hirsescheiben schmecken auch nach 2–3 Tagen noch herrlich. Sie können einzeln verpackt auf Reisen oder zur Arbeit mitgenommen werden.

Buchweizenscheiben

Brotersatz aus Buchweizen

▶ Für 8 Scheiben
40 Min.
1 Zwiebel · 2 Zehen Knoblauch · 1 Bund Petersilie · 200 g Walnusskerne · 500 g Buchweizen, ganz · 1 TL Butter · 1 EL Olivenöl · 1 l Wasser · 200 ml Sahne · feines Meersalz

- Zwiebel und Knoblauch schälen und fein schneiden. Petersilie grob hacken. Walnüsse grob hacken. Buchweizen gründlich waschen und abtropfen lassen.
- Zwiebel und Knoblauch in Olivenöl und Butter anschwitzen, Buchweizen und Walnüsse dazugeben. Mit Wasser und Sahne auffüllen, salzen, zudecken und etwa 15 Minuten bei kleiner Flamme köcheln lassen. Dann die Kochplatte ausschalten und den Buchweizen darauf zugedeckt – ohne umzurühren – weitere 15–20 Minuten ausdünsten lassen, bis er weich ist und alle Körner aufgebrochen sind.
- Buchweizen von der Kochplatte nehmen und die Petersilie unterrühren. Dann in eine mit Klarsichtfolie ausgelegte längliche Form (beispielsweise eine kleine Kastenform) pressen und auskühlen lassen. Anschließend Folie darüber schlagen und für ein paar Stunden in den Kühlschrank stellen.
- Danach aus der Form auf ein Brett stürzen. Mit einem dünnen, glatten Messer dicke Scheiben abschneiden, die dann wie Brot gegessen werden. Kann einzeln verpackt auf Reisen oder zur Arbeit mitgenommen werden.

Tipp
Bevor Sie den Getreidebrei in die Form füllen, können Sie zur besseren Bindung der Scheiben zusätzlich 250 g Schafsquark oder Philadelphia untermischen.

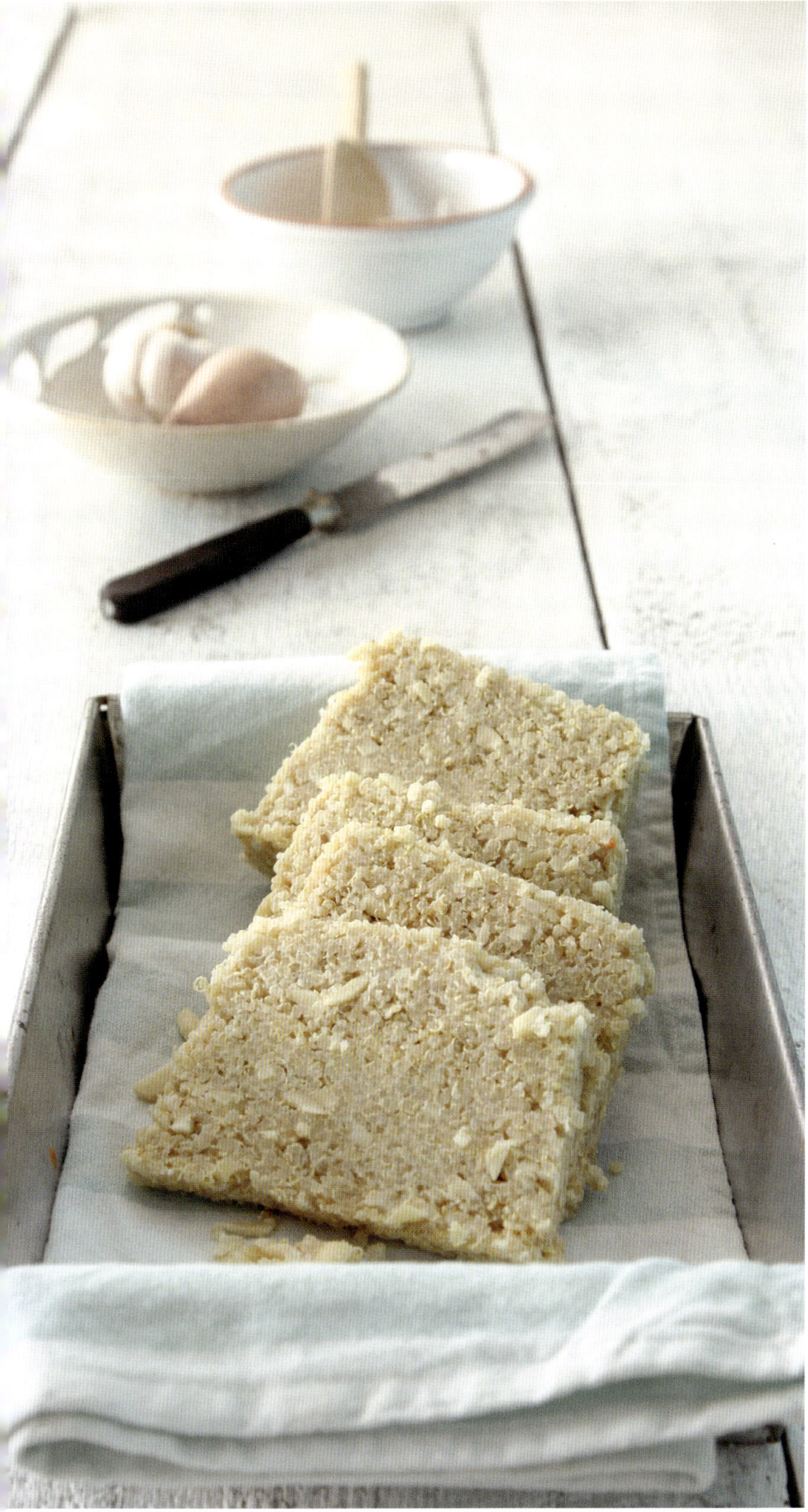

Quinoa- oder Amarantscheiben

Noch ein leckerer Brotersatz

▶ **Für 8 Scheiben**

35 Min.

1 Zwiebel · 2 Knoblauchzehen · 500 g Quinoa oder Amarant · 1 TL Butter · 1 EL Olivenöl 150 g Mandelstifte · 1 l Gemüsebrühe oder Wasser · 200 ml Sahne oder Schafsmilch · feines Meersalz

- Zwiebel und Knoblauch schälen und fein schneiden. Quinoa gründlich waschen und abtropfen lassen.
- Zwiebel und Knoblauch in Olivenöl und Butter anschwitzen, Quinoa und Mandelstifte dazugeben. Mit Gemüsebrühe und Sahne auffüllen, salzen, zudecken und etwa 15 Minuten bei kleiner Flamme köcheln lassen. Dann die Kochplatte ausschalten und darauf zugedeckt – ohne umzurühren – weitere 15–20 Minuten ausdünsten lassen.
- Quinoa von der Kochplatte nehmen, in eine mit Klarsichtfolie ausgelegte längliche Form (beispielsweise eine kleine Kastenform) pressen und auskühlen lassen. Dann Folie darüber schlagen und für ein paar Stunden in den Kühlschrank stellen.
- Danach aus der Form auf ein Brett stürzen. Mit einem dünnen, glatten Messer dicke Scheiben abschneiden.

Käseaufstrich mit Gemüse

Im Nu fertig

▶ Für 4 Portionen

5 Min.

250 g Ziegen- oder Schafskäse · 2–3 EL Sahne oder Schafsmilch · 1 EL Basilikumblätter · 2 EL kalt gepresstes Olivenöl · evtl. Pfeffer aus der Mühle

- Den Käse mit einer Gabel fein zerdrücken und die Sahne untermischen, bis eine cremige Aufstrichmasse entsteht – oder beides zusammen im Mixer pürieren. Der Käse kann auch zur Hälfte mit Hüttenkäse, Philadelphia oder Quark gemischt werden.
- Basilikumblätter grob schneiden, mit dem Olivenöl unter die Aufstrichmasse mischen und abschmecken. Da der Schafskäse ohnehin salzig ist, werden Sie kein zusätzliches Salz brauchen.

Tipp

Sie können alle Aufstriche auf Vorrat machen – gut abgedeckt halten sie sich im Kühlschrank 2–3 Tage. Daher sind diese Rezepte für 4 Portionen angegeben. Die Aufstriche werden durch das Kühlen etwas dicker, daher vor Gebrauch mit etwas Wasser oder Milch gut cremig rühren. Zum Servieren in kleine Schalen abfüllen und nett garnieren.

Aufstrich mit Rinderschinken und Tofu

Gut zum Aufbewahren

▶ Für 4 Portionen

10 Min.

½ kleine Zwiebel · 2 Knoblauchzehen 150 g Tofu natur · 150 g Rinderschinken · 1 EL frische Kräuter · 1 EL kalt gepresstes Olivenöl · 3–4 EL Sahne · feines Meersalz · Pfeffer aus der Mühle

- Zwiebel und Knoblauch schälen und klein schneiden. Tofu und Rinderschinken in kleine Würfel schneiden. Die Kräuter hacken.
- Zwiebel und Knoblauch in Olivenöl anbraten, die Kräuter untermischen.
- Nun alles in eine Moulinette oder einen kleinen Cutter geben und mit der Sahne, Salz und Pfeffer zu einer mittelfesten, geschmeidigen Aufstrichmasse pürieren. Die Festigkeit des Aufstrichs kann mit mehr oder weniger Sahne variiert werden.
- Falls das Mixgerät zu klein ist, die Zutaten in zwei Durchgängen pürieren und abschmecken.

▶ Variation:

Statt Rinderschinken können Sie auch Bündner Fleisch – luftgetrocknet – verwenden oder leicht geräucherte Putenbrust.

Schafskäseaufstrich mit Thymian

Selbst gemacht schmeckt besser

▶ Für 4 Portionen

5 Min.

2 Knoblauchzehen · 400 g Schafsquark · ca. 6 EL Schafsjoghurt oder Sahne · 2 EL kalt gepresstes Olivenöl 1 TL Thymianpesto · feines Meersalz

- Knoblauch schälen und fein hacken. Den Schafsquark in einer Schüssel mit einer Gabel fein zerdrücken und die übrigen Zutaten unterrühren. Oder alles in der Moulinette cremig fein pürieren.
- Eine Portion anrichten, den Rest mit Klarsichtfolie zudecken und im Kühlschrank aufbewahren.

▶ Variation:

Sollten sie keinen Schafsquark bekommen, so eignet sich auch Feta, Pecorino oder ein milder Ziegenfrischkäse wie etwa Chavroux.

Knoblauch-Kartoffel-Aufstrich

Auch das geht!

▶ Für 4 Portionen

⏱ 10 Min. + 40 Min. Garzeit

200 g mehlige Kartoffeln · 3 Knoblauchzehen · 1 EL Kerbel, Minze oder andere Frischkräuter · 1 weiche Avocado · 1 EL Butter · 2 EL Sahne oder Schafsjoghurt · feines Meersalz · frisch geriebene Muskatnuss

- Kartoffeln mit der Schale im Kocheinsatz etwa 40 Minuten weich dämpfen.
- Währenddessen Knoblauch schälen und fein hacken. Kräuter waschen, von den Stielen zupfen und grob schneiden. Avocado waschen, halbieren, Kern herausdrehen und Fruchtfleisch mit einem Löffel aus der Schale ablösen. Avocado in einer kleinen Schüssel mit einer Gabel fein zerdrücken.
- Die weich gegarten Kartoffeln pellen und noch heiß durch die Kartoffelpresse drücken. Die Butter zerlassen. Die Kartoffeln mit zerlassener Butter und Sahne zu einem cremigen Aufstrich pürieren. Das geht auch gut mit einer Gabel. Mit Meersalz und Muskatnuss abschmecken.
- Das Avocadomus mit dem Knoblauch und den Kräutern unter die Kartoffelmasse mischen. Dieser Aufstrich sollte warm serviert werden.

Joghurtdressing

Für Blattsalate

▶ Für 4 Portionen

⏱ 5 Min.

¼ l dicker Schafsjoghurt oder Schmand · 2 – 4 EL bestes kalt gepresstes Olivenöl oder ein anderes hochwertiges Pflanzenöl · 2 EL Apfelessig · feines Meersalz · Pfeffer aus der Mühle · 1 TL Thymian- oder Majoranblätter · 1 EL Zitronensaft

- Thymian oder Majoran fein schneiden.
- Alle Zutaten in einer Schüssel mit einem Schneebesen gut verrühren und portionsweise über den Salat geben.
- Das restliche Dressing im Kühlschrank aufbewahren.

Tipp

Ein Salatdressing ist immer praktisch, weil Sie den Salat so vorbereiten können. In der italienischen Küche wird das auch so gemacht. Im Kühlschrank hält sich das Dressing tagelang.

Leinöldressing

Würzig und wertvoll

▶ Für 4 Portionen

⏱ 5 Min.

1 Eigelb · 1 TL Senf · ca. ⅛ l kalt gepresstes Leinöl · ⅛ l Schmand oder dicker Schafsjoghurt · etwas Meersalz · Pfeffer aus der Mühle · 2 EL Apfelessig

- Eigelb und Senf mithilfe eines Schneebesens in einer Rührschüssel mit rundem Boden verrühren.
- Das Leinöl unter ständigem Rühren tropfenweise einrühren, dabei wird das Dressing dicker.
- Nun Schmand oder Joghurt untermischen und mit Salz, Pfeffer und Apfelessig gut abschmecken.

▶ Das passt dazu

Gemischter Blattsalat oder die Salatvorschläge von der nächsten Seite.

▶ Variation:

Mit 1 Esslöffel Tomatenmark, 1 Esslöffel Meerettich und 2 Esslöffel Cognac erhalten Sie eine Art Cocktailsauce, mit 1 gekochtem, gehacktem Ei und je 1 Esslöffel gehackten sauren Gurken und Zwiebeln eine Remouladensauce.

Salatvorschläge zum Mischen

Unsere Magnesiumspender

▶ Für 2 Personen

10 Min.

100 g Kopfsalat mit 30 g Rucola und 50 g Tomatenwürfel **oder**
100 g Zupfsalat mit 30 g Jungspinat und 50 g geriebenen Karotten **oder**
100 g Kopfsalat mit 20 g Kresse und 50 g Fenchelstreifen **oder**
100 g Eisbergsalat mit 50 g Tomaten, 30 g Paprikaschoten und 20 g Frühlingszwiebel **oder**
100 g Spinatsalat mit 50 g Fenchelstreifen und 1 gehackten Knoblauchzehe **oder**
40 g Paprikaschoten mit 30 g Frühlingszwiebel und 60 g Eisbergsalat **oder**
40 g weißer Rettich mit 10 g Schnittlauch und 60 g Blattsalat **oder**
250 g gekochte rote Rüben mit etwas Kümmel und Apfelmeerrettich **oder**
150 g Weißkraut mit 50 g Karotten und 50 g Zucchini **oder**
150 g Sauerkraut mit 50 g Karotten und 50 g Apfelspalten **oder**
150 g Chinakohlsalat mit 50 g gelben Rüben **oder**
200 g Gurken mit etwas Kümmel und 50 g Schmand **oder**
40 g Radicchio mit 20 g Zwiebeln, 40 g Blattsalat und 20 g Lauch

- Beginnen Sie langsam mit dem Essen von Salaten – und zwar mittags. Salate sollten nicht am Abend gegessen werden, da sie Blähungen auslösen können.
- Eine kleine Portion zarter Blattsalat, vor der Suppe beziehungsweise Hauptspeise verzehrt, erleichtert den Übergang zur Alltagskost. Beobachten Sie genau, ob Sie die Salate gut vertragen.
- Alle Salatvorschläge können mit besten kalt gepressten Pflanzenölen, Apfelessig und Meersalz serviert werden. Alternativ ein vorbereitetes Joghurt- oder Leinöldressing.
- Empfehlenswert zum Salat sind hochwertige kalt gepresste Pflanzenöle, wie etwa Rapsöl, Hanföl, Sonnenblumenöl, Walnussöl, zwischendurch auch etwas Kürbiskernöl.

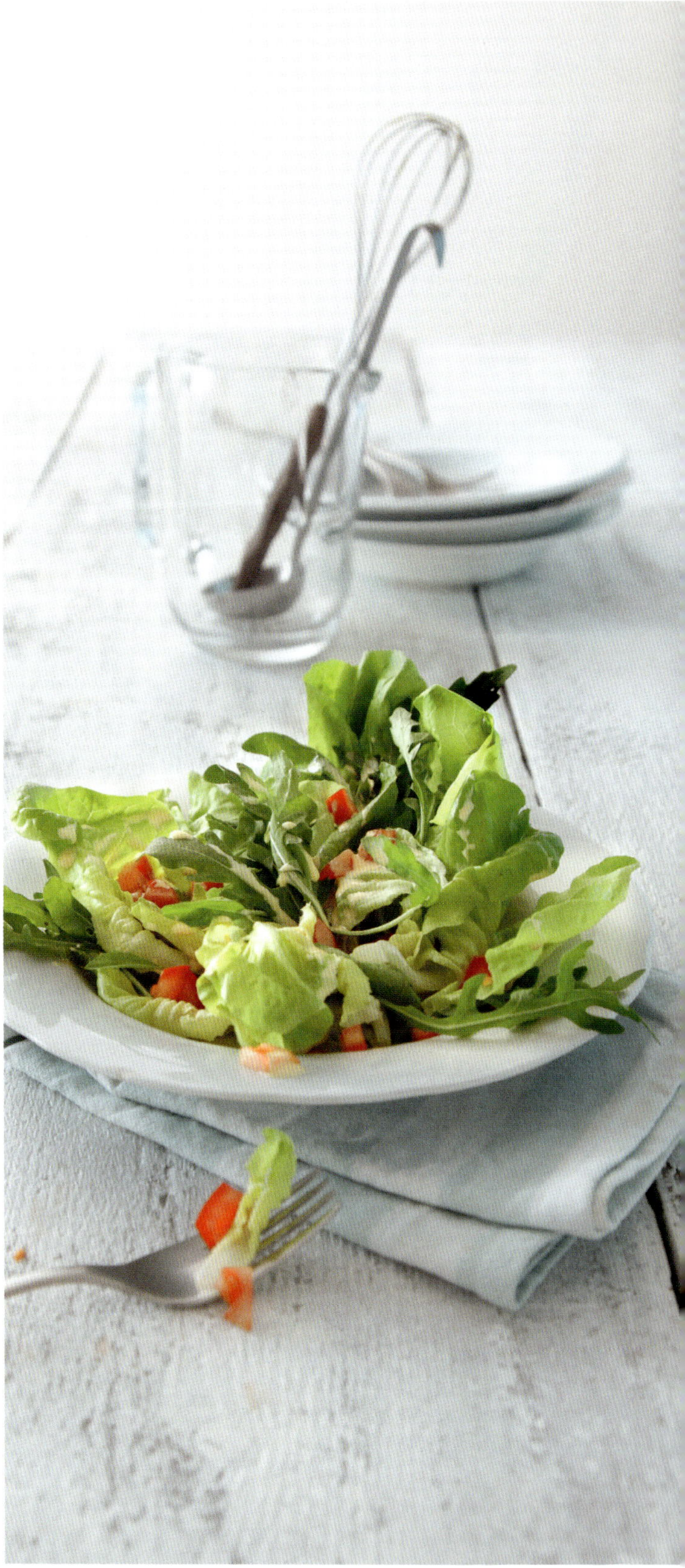

Grünkohlsuppe mit Buchweizen

Nahrhaft gut

▶ Für 4 Personen

45 Min.

150 g Grünkohl · 1 kleine Zwiebel · 100 g Buchweizen · 1 EL frischer Thymian · 2 EL Olivenöl · 1 l Gemüsebrühe (siehe Seite 56) oder Wasser · feines Meersalz · Pfeffer aus der Mühle · 2 EL Schmand

- Grünkohl waschen, Strünke entfernen und klein schneiden, Zwiebel schälen und ebenfalls klein schneiden. Buchweizen waschen und abtropfen lassen. Thymianblätter von den Stielen zupfen.
- Olivenöl in einem großen Topf erhitzen. Erst die Zwiebel, dann den Kohl darin anbraten.
- Buchweizen zugeben, kurz mitbraten und mit Gemüsebrühe aufgießen. Salzen und bei mäßiger Hitze etwa 40 Minuten kochen lassen.
- Mit Thymian und Pfeffer abschmecken. In 2 Suppenschüsseln anrichten und mit Schmand garnieren.

▶ Variation:

Anstelle des Buchweizens eignet sich auch Quinoa, Amarant, Hirse oder Vollkornreis. Natürlich können Sie das Getreide auch weglassen und dafür 100 g Karottenscheiben nehmen, dann ist die Suppe bereits in 15 Minuten fertig.

Blumenkohlsuppe

Einzigartig im Geschmack

▶ Für 4 Personen

25 Min.

300 g Blumenkohl · 50 g Frühlingszwiebel · 1 Bund Petersilie · 2 EL Olivenöl · 1 l Gemüsebrühe (siehe Seite 56) oder Wasser · 1/4 TL feines Meersalz · 4 EL Weißwein · Muskatnuss, frisch gerieben · 4 EL Sahne oder Schafsmilch

- Blumenkohl waschen, putzen und in Röschen teilen. Frühlingszwiebel waschen und in Ringe schneiden. Petersilie waschen und grob schneiden.
- Olivenöl erhitzen und die Frühlingszwiebel darin anschwitzen. Blumenkohl dazugeben und mit Gemüsebrühe auffüllen.
- Salzen und zugedeckt etwa 20 Minuten kochen lassen, bis der Blumenkohl weich ist.
- Im Standmixer mit Weißwein, Muskat, Petersilie und Sahne fein mixen oder mit dem Stabmixer pürieren. Falls nötig, mit Salz und Muskat nachwürzen.

▶ Variation:

Sie können zur Abwechslung statt Blumenkohl auch Brokkoli verwenden.

Gurkensuppe mit Dill

Etwas für die Verdauungsleistung

▶ Für 4 Personen

20 Min.

200 g Salatgurke · 50 g mehlige Kartoffel · 1 Bund Dill · 1 kleine Zwiebel · 2 EL Olivenöl · Meersalz · 3/4 l Gemüsebrühe · 1/8 l Sahne oder Schafsmilch · Muskatnuss, frisch gerieben

- Salatgurke waschen, schälen, die Enden abschneiden, die Gurke entkernen und in Würfel schneiden. Kartoffel waschen, schälen und ebenfalls würfeln. Dill waschen und grob schneiden. Zwiebel schälen und fein schneiden.
- Zwiebel in Olivenöl anschwitzen. Gurken und Kartoffeln zugeben, salzen, mit Gemüsebrühe auffüllen und 15–20 Minuten kochen lassen.
- Im Standmixer mit Dill und Sahne fein pürieren und mit Salz und Muskatnuss abschmecken.

▶ Variation:

Nach diesem Rezept können Sie auch eine leckere Zucchini- oder Tomatensuppe zubereiten. Als Gewürz nehmen Sie bei Zucchini Oregano und bei den Tomaten Basilikum. Im Winter, wenn es weniger frische Kräuter gibt, nehmen Sie fertiges Kräuterpesto im Glas.

Gefüllte Paprika mit Tomatensauce

Mal mit einer anderen Füllung

▶ Für 2 Personen

35 Min.

4 kleine oder 2 mittelgroße Paprikaschoten
1 große Zwiebel
1 EL frische Thymianblätter
50 g Schafs- oder Ziegenkäse
1 Tasse Amarant (ca. 300 g)
1 TL Butter
feines Meersalz
2 Tassen Gemüsebrühe oder Wasser
4–6 Tomaten
2 Knoblauchzehen
1 Bund frisches Basilikum
1 EL Butter
100 g Tomatenmark
Pfeffer aus der Mühle
60 ml Sahne oder Schafsmilch
1 Eigelb
2 EL Schmand

- Paprikaschoten waschen, den Deckel mit Strunk so abschneiden, dass er wieder draufpasst. Das Kerngehäuse entfernen.
- Zwiebel schälen und klein schneiden. Thymian waschen und grob schneiden. Käse fein reiben. Amarant waschen und abtropfen lassen.
- Die Hälfte der Zwiebelwürfel in einem Kochtopf mit 1 Teelöffel Butter anschwitzen, Amarant zugeben, umrühren, salzen und mit Gemüsebrühe auffüllen. Zugedeckt etwa 20 Minuten köcheln lassen.
- Dann die Kochplatte ausschalten und weitere 15 Minuten zugedeckt quellen lassen. Dabei nicht umrühren. Die Amarantkörner müssen gleichmäßig aufbrechen und weich sein.
- In der Zwischenzeit die Tomatensauce zubereiten: Die Tomaten waschen, Strunk entfernen und die Tomaten in grobe Würfel schneiden. Knoblauch schälen und klein schneiden. Basilikum waschen, Blätter von den Stielen zupfen und grob schneiden.
- Die übrigen Zwiebelwürfel und Knoblauch in 1 Esslöffel Butter anschwitzen, Tomaten und Tomatenmark zugeben, mit Salz und Pfeffer würzen und 2–3 Minuten kochen. Im Standmixer mit Sahne und ¾ des Basilikums fein pürieren und gut abschmecken.
- Das fertige Amarant mit einer Gabel auflockern und mit Käse, Eigelb und Thymian mischen. Mit Salz und Pfeffer gut würzen.
- Die Amarantmasse in die Paprikaschoten füllen, die Deckel darauf pressen und die Paprika im Kocheinsatz über Dampf – oder in der Tomatensauce – etwa 10 Minuten garen.
- Die Paprika auf 2 gewärmten Tellern mit der Tomatensauce anrichten und mit Schmand und dem übrigen Basilikum garnieren.

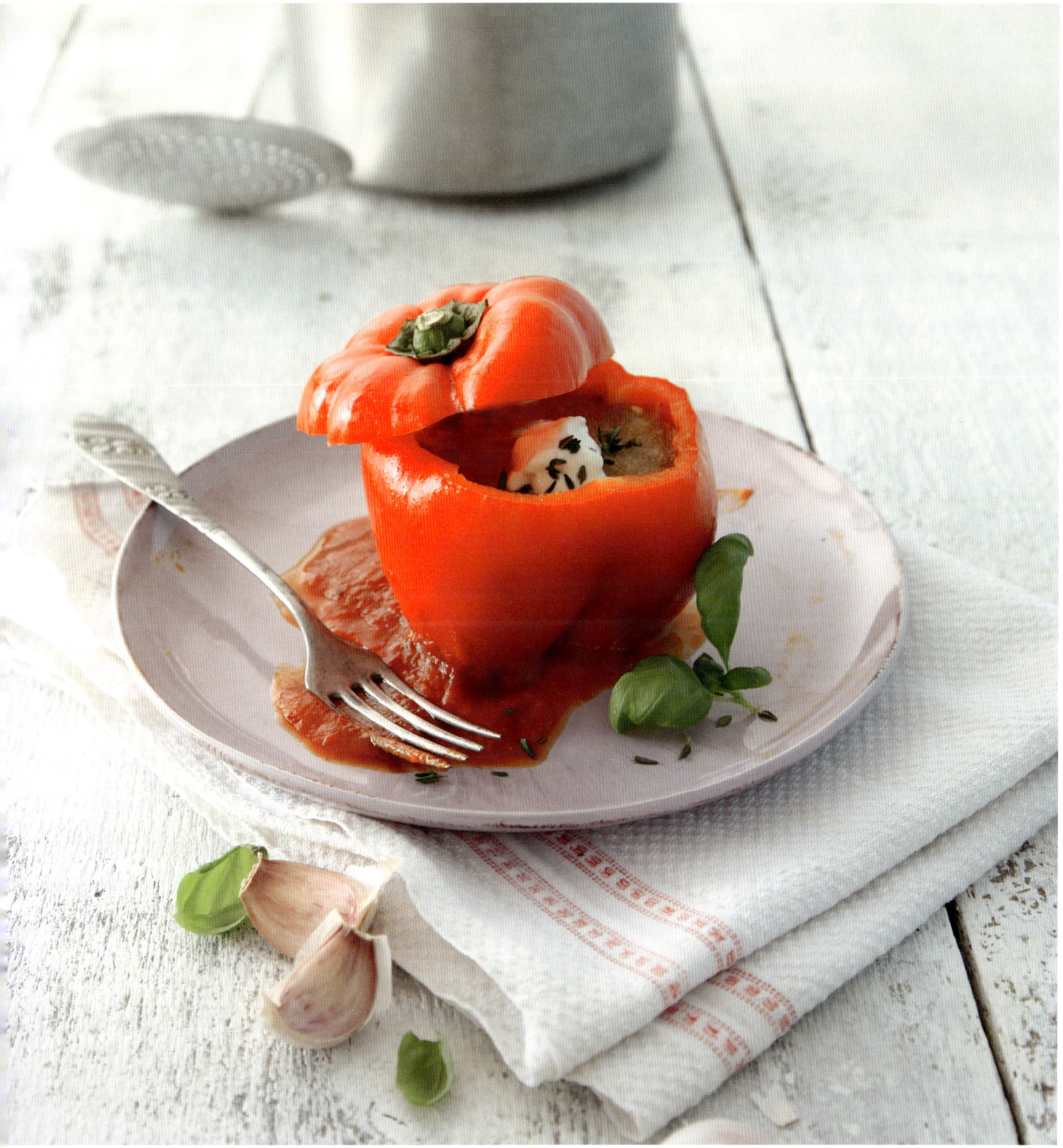

Gefüllte Kartoffeln mit Paprikagjuwetsch

Gjuwetsch ist eine bulgarische Spezialität

▶ Für 2 Personen

65 Min.

4 mittelgroße mehlige Kartoffeln · je 1 grüne, gelbe und rote Paprikaschote · 2 Tomaten · 2 Knoblauchzehen · ½ Zwiebel · 1 Bund Basilikum · 1 EL Olivenöl · 1 EL Tomatenmark · feines Meersalz · Pfeffer aus der Mühle · 4 EL Gemüsebrühe · ⅛ l Basensauce (siehe Seite 75) · 2 EL Schmand

- Den Backofen auf 200 Grad vorheizen. Die Kartoffeln gründlich waschen und einzeln in Alufolie wickeln. Auf einem Gitter im Backofen etwa eine Stunde garen.
- Inzwischen die Paprikaschoten waschen, Strunk und Kerngehäuse entfernen, und die Paprika in Streifen schneiden. Tomaten waschen, Strunk entfernen und in Würfel schneiden. Knoblauch schälen und fein hacken. Zwiebel schälen und in Ringe schneiden. Basilikum waschen, Blätter von den Stielen zupfen und grob schneiden.
- Zwiebel und Paprika in Olivenöl anbraten, Tomatenmark und Knoblauch dazugeben und mit Salz und Pfeffer gut würzen.
- Mit Gemüsebrühe aufgießen und zugedeckt etwa 5 Minuten dünsten. Basensauce und Tomatenwürfel zugeben und das Gjuwetsch 2 – 3 Minuten einkochen lassen. Zwei Drittel des Basilikums untermischen.
- Bei den fertigen Ofenkartoffeln die Folie entfernen, die Kartoffeln mit einem kleinen Messer der Länge nach einschneiden, ein wenig aufbrechen und mit dem Gjuwetsch füllen. Mit Schmand und Basilikumstreifen garnieren.

Buchweizenpfannkuchen mit Steinpilzfüllung

Schnell und gut

▶ Für 2 Personen

15 Min.

50 g Karotten · 50 g Frühlingszwiebel · 2 Knoblauchzehen · 50 g Zucchini · 100 g Steinpilze oder Pfifferlinge · 2 EL Oreganoblätter · 50 g Schafskäse · 1 EL Olivenöl · 1 TL Butter · ⅛ l Gemüsebrühe · Meersalz · Pfeffer aus der Mühle · ⅛ l Milch oder Schafsmilch · 50 g Buchweizenmehl, frisch gemahlen · 1 Ei · 1 Eigelb · etwas feines Meersalz · 1 EL Öl

- Für die Füllung das Gemüse waschen und putzen. Karotten schälen und in Scheiben schneiden. Frühlingszwiebel in Ringe schneiden. Knoblauch schälen und fein hacken. Zucchini der Länge nach halbieren und in Scheiben schneiden.
- Steinpilze halbieren und dick blättrig schneiden, Pfifferlinge halbieren oder vierteln. Oreganoblätter grob schneiden. Schafskäse würfeln.
- Zwiebel, Knoblauch und Pilze in Olivenöl anschwitzen, herausnehmen und beiseite stellen. In der gleichen Pfanne die Karottenscheiben mit Butter anschwitzen, Gemüsebrühe dazugießen und etwa 5 Minuten zugedeckt dünsten. Zucchinischeiben zugeben und weitere 2 Minuten dünsten.
- Nun Pilze, Zwiebelringe und Schafskäse dazugeben und alles mit Meersalz, Oregano und Pfeffer gut würzen.
- Für den Pfannkuchenteig Milch, Mehl, Salz, Eigelb und Ei mithilfe eines Schneebesens gut verrühren. In einer beschichteten Pfanne mit wenig Öl beidseitig 4 knusprige, goldbraune Pfannkuchen daraus backen.
- Je 2 Pfannkuchen auf 2 vorgewärmte Teller geben, die Pilzfüllung darauf verteilen und die Pfannkuchen zusammenklappen oder einrollen.

▶ Variation:

Diese Pfannkuchen können Sie auch mit fein gemahlenem Hirsemehl, Quinoa-, Amarant-, Roggen- oder Dinkelmehl zubereiten.

Buchweizenpfanne mit Brokkoli und Ziegenkäse

Der Käse macht's

▶ Für 2 Personen

25 Min.

50 g Buchweizen · 200 g Brokkoliröschen · 100 g Tomaten · 50 g Ziegenkäse · 4 Eier · 60 ml Milch oder Schafsmilch · feines Meersalz · Pfeffer aus der Mühle · ½ TL frische Thymianblätter · 1 EL Olivenöl

- Buchweizen waschen und mit 150 ml Wasser zugedeckt 20 Minuten köcheln lassen. Dann die Kochplatte ausschalten und weitere 15–20 Minuten ausdünsten lassen.
- Brokkoli waschen, in kleine Röschen teilen und etwa 10 Minuten kochen. Das Wasser weiterverwenden. Tomaten waschen, Strunk entfernen und klein würfeln. Ziegenkäse grob reiben.
- Eier aufschlagen, mit Milch verrühren und mit Salz, etwas Thymian und Pfeffer würzen.
- Olivenöl in eine mittelgroße Pfanne geben, Buchweizen, Tomaten und Brokkoli kurz anschwitzen und gleichmäßig verteilen. Dann mit der Eiermilch übergießen. Bei wenig Hitze zugedeckt etwa 5 Minuten stocken lassen.
- Zuletzt den Käse und frischen Thymian darüberstreuen. Halbieren und auf 2 gewärmten Tellern anrichten.

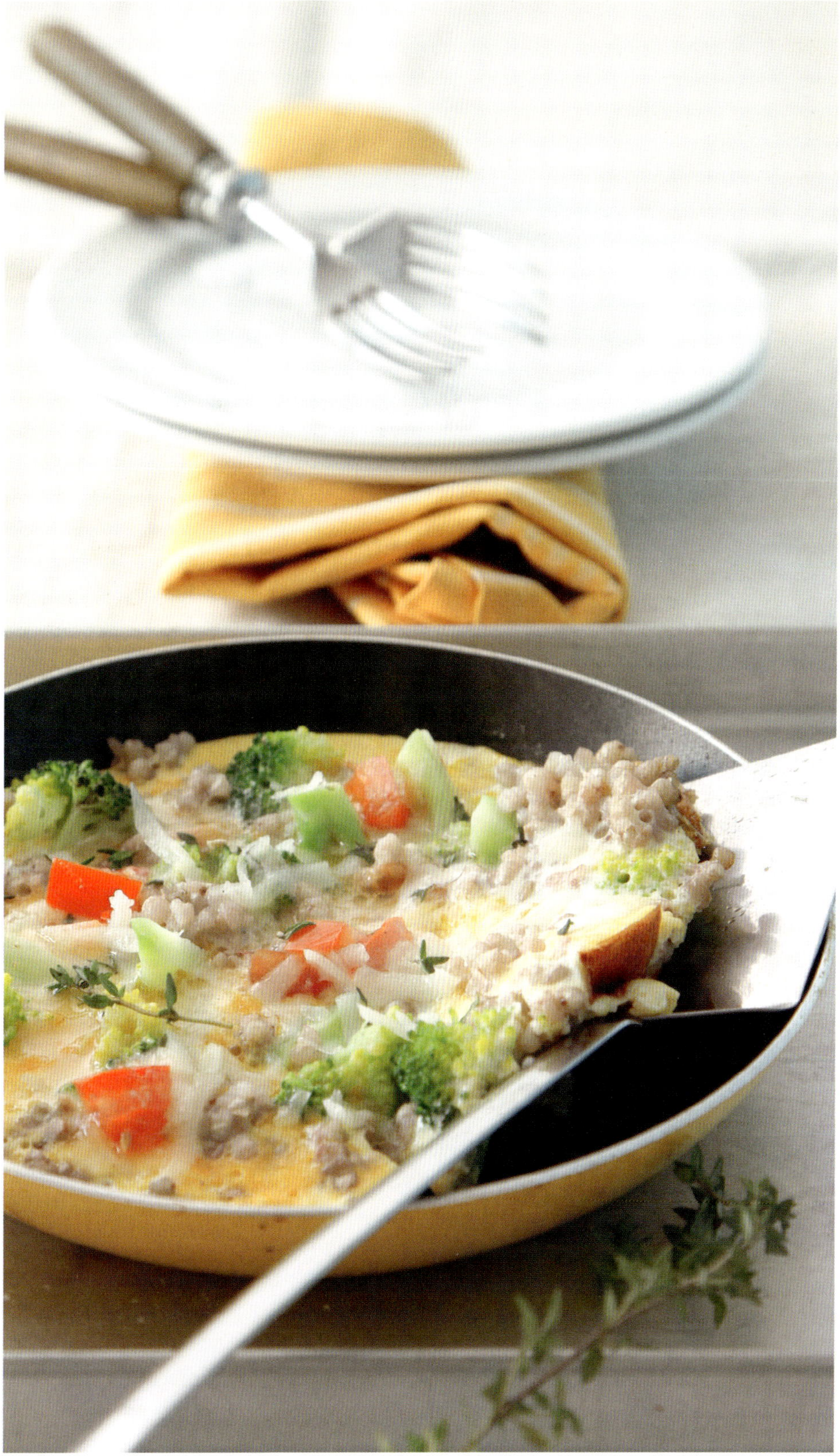

Reisnocken mit Ratatouille

Bunt und gesund

▶ Für 2 Personen

35 Min.

50 g Lauch · 1 Tasse Vollwertreis (ca. 200 g) · 1 TL Butter · 625 ml Gemüsebrühe · 300 g gemischtes Gemüse wie Karotten, Pastinaken, Zucchini, Auberginen, Petersilienwurzel · 2 EL frische Oreganoblätter · 100 g Schafskäse · 2 EL Olivenöl feines Meersalz · Pfeffer aus der Mühle · 1 kleiner Becher Schmand

- Den Lauch putzen, der Länge nach halbieren, waschen und in Streifen schneiden. Reis waschen und abtropfen lassen.
- Den Lauch in Butter anschwitzen, den Reis zugeben und mit ½ Liter Gemüsebrühe auffüllen. Etwa 20 Minuten zugedeckt köcheln lassen, dann die Kochplatte ausschalten. Den Reis darauf zugedeckt weitere 20–25 Minuten ausquellen lassen. Zwischendurch nicht umrühren.
- Inzwischen das Gemüse waschen und putzen. Karotten, Pastinaken und Petersilienwurzel schälen und in Scheiben schneiden. Zucchini in Scheiben, Auberginen in Würfel schneiden. Oregano waschen und grob schneiden. Schafskäse grob reiben.
- Olivenöl erhitzen, Auberginen und Zucchini darin 2–3 Minuten anbraten und herausnehmen. Nun Karotten, Pastinaken und Petersilienwurzel in den Topf geben, salzen, pfeffern, mit 125 ml Gemüsebrühe aufgießen und 8–10 Minuten zugedeckt dünsten. Dann Zucchini und Auberginen wieder zugeben und das Ratatouille mit Salz, Pfeffer und Oregano gut abschmecken.
- Den fertig gedünsteten Reis mit einer Gabel auflockern und mit dem Schmand mischen. Mit Oregano, Salz, Käse und Pfeffer gut würzen. Die Reismasse sollte sich gut formen lassen.
- 2 Teller vorwärmen und das Ratatouille darauf verteilen. Mit zwei nassen Esslöffeln oder einem ovalen Eisportionierer aus der Reismasse Nocken formen und auf dem Gemüse anrichten.

Dinkelreis mit Mangold und Champignons

Bringt Abwechslung auf den Tisch

▶ Für 2 Personen

35 Min.

1 Tasse Dinkelreis (200 g) · 50 g Lauch · 1 EL frische Salbeiblätter · 1 TL Butter · 460 ml Gemüsebrühe (siehe Seite 56) · 200 g Mangold und Spinat · 250 g Champignons · 100 g Frühlingszwiebel · 2 Knoblauchzehen · 2 EL Olivenöl · Meersalz · Pfeffer aus der Mühle · evtl. 160 ml Kräuter-Basen-Sauce (siehe Rezept Seite 75)

- Dinkelreis waschen und abtropfen lassen. Lauch der Länge nach halbieren, waschen und in Streifen schneiden. Salbei grob schneiden.
- Lauch und Salbei in Butter anschwitzen, Dinkelreis dazugeben, kurz anschwitzen und mit 400 ml Gemüsebrühe aufgießen.
- Einmal aufkochen, zudecken und etwa 15 Minuten köcheln lassen. Dann die Kochplatte ausschalten und zugedeckt weitere 20 Minuten ausquellen lassen. Dabei nicht umrühren. Die Gemüsebrühe sollte völlig aufgesogen sein.
- Inzwischen Spinat und Champignons waschen und putzen. Mangold mit den Stielen in große Stücke schneiden. Champignons vierteln. Frühlingszwiebel in Ringe schneiden. Knoblauch schälen und fein hacken.
- Die Champignons in 1 Esslöffel Olivenöl 2–3 Minuten scharf anbraten und zur Seite stellen. Wieder 1 Esslöffel Olivenöl in die Pfanne geben und Zwiebel, Knoblauch, Mangold und Spinat 2–3 Minuten anbraten. Salzen, pfeffern, mit 60 ml Gemüsebrühe aufgießen und 5–7 Minuten zugedeckt dünsten. Champignons wieder dazugeben und nach Geschmack mit etwa 120 ml fertiger Basensauce mischen.
- Nun den fertigen Dinkelreis salzen, pfeffern und mit einer Gabel auflockern. Eventuell mit 4 Esslöffeln Basensauce vermischen.
- Auf 2 vorgewärmten Tellern je eine Portion Dinkelreis anrichten und das Mangold-Champignon-Gemüse dazugeben.

Geschnetzeltes mit Selleriepüree

Leichte Fleisch-Gemüse-Kombination

▶ Für 2 Personen

20 Min.

500 g Sellerieknolle · 250 g Hühnerfilet, Putenbrust oder Rindfleisch (Roastbeef) · 1 große Zwiebel · 100 g Paprikaschoten · 100 g Champignons · 1 kleiner Bund Thymian · 2 EL Olivenöl · evtl. 2 – 3 EL Gemüsebrühe · feines Meersalz · Pfeffer aus der Mühle · 1/8 l Basensauce (siehe Seite 75) · 3 – 4 EL Milch oder Sahne · 1 EL Butter · Muskatnuss, frisch gerieben

- Die Sellerieknolle schälen, waschen, klein schneiden und im Kocheinsatz etwa 15 Minuten weich dämpfen.
- Den Backofen auf 100 Grad vorheizen. Das Fleisch waschen, trocken tupfen und in feine Scheiben schneiden. Zwiebel schälen, halbieren und in dünne Streifen schneiden. Paprika und Champignons waschen. Strunk und Kerngehäuse der Paprika entfernen und die Paprika in dicke Streifen schneiden. Champignons vierteln. Thymianblätter von den Stielen zupfen.
- Das Fleisch in Olivenöl beidseitig kurz anbraten. Aus der Pfanne nehmen und im Ofen warm halten. Champignons in der gleichen Pfanne 2 – 3 Minuten anbraten, herausnehmen und beiseite stellen.
- Jetzt Zwiebel anbraten, Paprika zugeben und beides in der Pfanne zugedeckt etwa 5 Minuten dünsten. Dabei eventuell 2 – 3 Esslöffel Gemüsebrühe zugeben.
- Nun salzen, pfeffern, mit Basensauce auffüllen und 2 – 3 Minuten einkochen lassen. Thymian und das warm gehaltene Fleisch untermischen und nochmals abschmecken.
- Die gegarte Sellerie in eine Schüssel geben und mit Milch, Butter, Salz und Muskat pürieren.

▶ Variation:

Auf die gleiche Art kann man auch Karottenpüree, Fenchelpüree oder gemischtes Gemüsepüree machen. Zur besseren Bindung dann ⅓ Kartoffel dazugeben.

Sauerkraut mit Putenbrust und Bratkartoffeln

Vitaminreicher Genuss

▶ Für 2 Personen

30 Min.

100 g geräucherte Putenbrust · 1 EL Butter · 250 g Bio-Sauerkraut · ½ l Gemüsebrühe (siehe Seite 56) · feines Meersalz · 2 Lorbeerblätter · 5 – 8 ganze Pfefferkörner · 500 g Kartoffeln · etwas frische Petersilie · 1 – 2 EL Olivenöl · 2 EL Crème fraîche

- Den Backofen auf 200 Grad vorheizen. Die Putenbrust in kleine Würfel schneiden und in Butter 2 – 3 Minuten anschwitzen. Das Sauerkraut zugeben und mit der Gemüsebrühe aufgießen. Salz, Lorbeerblätter und Pfefferkörner dazugeben und 20 – 30 Minuten kochen lassen, bis das Kraut weich ist.
- Inzwischen die Kartoffeln schälen und waschen. 1 Kartoffel beiseite legen, die übrigen in etwa 1 cm dicke Scheiben schneiden. Die Petersilie hacken.
- Die Kartoffelscheiben in einer großen Pfanne mit Olivenöl unter mehrmaligem Wenden langsam anbräunen. Nebeneinander auf ein Backblech legen und im vorgeheizten Ofen etwa 10 Minuten backen, bis sie weich sind.
- Kurz bevor das Kraut fertig ist, eine geschälte rohe Kartoffel fein dazu reiben, dadurch wird die Flüssigkeit gebunden und das Kraut sämig.
- Das Sauerkraut auf 2 vorgewärmten Tellern anrichten und die Kartoffelscheiben fächerförmig darauflegen. Mit Petersilie und Crème fraîche garnieren.

Gemüseeintopf mit Lamm

Unkompliziert

▶ Für 2 Personen

50 Min.

200 g Kartoffeln · 250 g Lammschulter · 1 kleine Zwiebel · 5 Zehen Knoblauch · 1 Bund frischer Thymian · 50 g Karotten 50 g Sellerie · 50 g Petersilienwurzel · 50 g Pastinaken · 100 g Grünkohl · 1 EL Olivenöl · Meersalz · Pfeffer aus der Mühle · ½ l Gemüsebrühe (Rezept Seite 56) · etwas frische Petersilie · 4 EL Basensauce (Rezept Seite 75) · 2 EL Schmand

- Die Kartoffeln waschen, schälen und vierteln. Im Kocheinsatz etwa 35 Minuten weich dämpfen.
- Inzwischen das Lammfleisch waschen, mit Küchenkrepp abtupfen, Sehnen entfernen und das Fleisch in größere Würfel schneiden. Zwiebel und Knoblauch schälen und fein schneiden. Thymianblätter von den Stielen zupfen.
- Zwiebeln und Knoblauch in Olivenöl anbraten. Das Lammfleisch dazugeben, mit Salz, Pfeffer und Thymian würzen, kurz mitbraten und mit Gemüsebrühe aufgießen. Etwa 20 Minuten zugedeckt dünsten, bis das Fleisch nahezu weich ist. Falls nötig, dabei noch etwas Gemüsebrühe zugießen.
- Karotten, Sellerie, Petersilienwurzel und Pastinaken waschen, schälen und die Ansätze abschneiden. Das Wurzelgemüse in längere Stifte schneiden. Grünkohl waschen, putzen und in große Stücke schneiden.
- Nun den Kohl und das Wurzelgemüse zum Lamm geben, den Topf zudecken und weitere 10 – 15 Minuten dünsten, bis das Gemüse weich ist. Die Petersilie hacken.
- Den Eintopf mit der Basensauce vermischen, noch einmal abschmecken und in 2 gewärmten Suppentellern anrichten. Die Kartoffelstücke darauf verteilen und mit Schmand und Petersilie garnieren.

▶ Variation:

Grundsätzlich können Sie jede Art von Fleisch verwenden. Dabei ändert sich nur die Garzeit: Huhn ist früher fertig als Lamm- oder Rindfleisch.

Kartoffelbrei mit Kohl und Putenwürstchen

Einfach und schmackhaft

▶ Für 2 Personen

55 Min.

3 – 4 mehlige Kartoffeln · 300 g Grünkohl · 2 kleine Karotten · einige Stängel Schnittlauch · 100 g Putenwürstchen · 1 EL Olivenöl · ⅛ l Gemüsebrühe · ¼ l Milch · 1 EL Butter · feines Meersalz · Muskatnuss, frisch gerieben

- Kartoffeln waschen und mit Schale im Kocheinsatz etwa 50 Minuten gut weich dämpfen.
- Währenddessen das Gemüse waschen und putzen. Kohlgemüse in größere Stücke schneiden. Karotten schälen und in feine Scheiben schneiden. Schnittlauch fein schneiden. Putenwürstchen in Scheiben schneiden.
- Kohlgemüse und Karottenscheiben in Olivenöl und Gemüsebrühe etwa 10 Minuten zugedeckt dünsten, bis sie gar, aber noch bissfest sind. Die Putenwurst dazugeben.
- Die fertigen Kartoffeln pellen und durch die Kartoffelpresse drücken. Milch und Butter erwärmen. Die Kartoffelmasse mit so viel Milch vermischen, dass ein nicht zu dicker Kartoffelbrei entsteht. Dabei mit einem Schneebesen kurz und schnell durchrühren. Mit Salz und Muskatnuss abschmecken.
- Den Kartoffelbrei mit dem Kohlgemüse auf 2 vorgewärmten Tellern anrichten und mit Schnittlauch garnieren.

▶ Gemüseeintopf mit Lamm

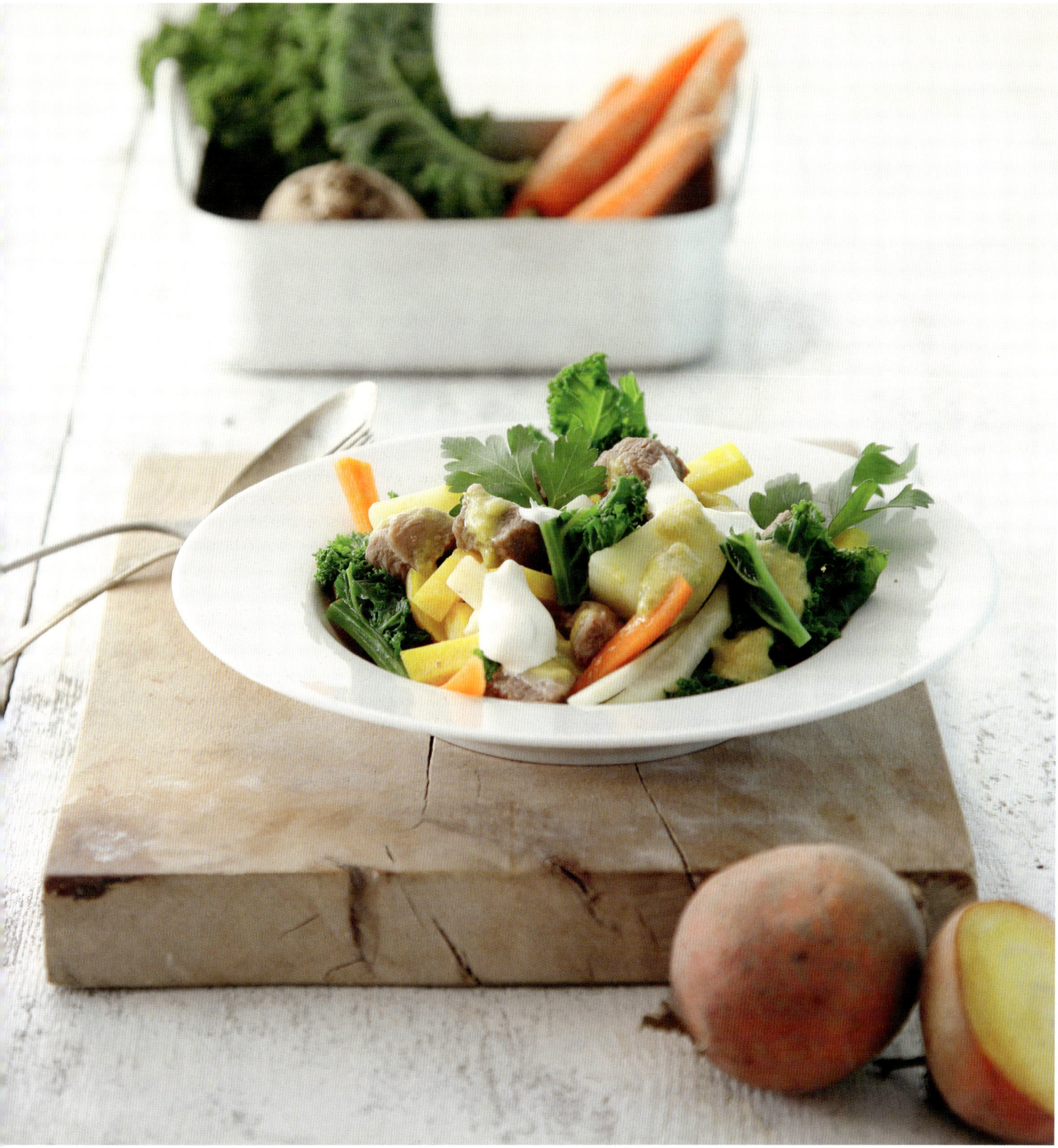

Hirse mit Aprikose

Ein außergewöhnliches Frühstück

▶ Für 4 Personen

35 Min.

1 Tasse Goldkernhirse (ca. 150 g) · 1 Prise Meersalz · etwas Zimt · 1/4 l Wasser · 1/8 l Milch · 1/8 l Sahne · 4 reife Aprikosen

- Die Hirse waschen, abtropfen lassen und in einen Topf geben. Kurz anrösten, salzen, Zimtpulver zugeben und mit Wasser, Milch und Sahne aufgießen.
- Einmal aufkochen, zudecken und etwa 15 Minuten köcheln lassen. Kochplatte ausschalten und das Getreide auf der Platte zugedeckt – ohne umzurühren – weitere 15 Minuten ausquellen lassen.
- Aprikosen waschen, entkernen, in kleine Würfel schneiden und zuletzt unter die fertige Hirse mischen. In 4 Schalen anrichten und warm servieren.

Tipp

Je nach Jahreszeit können Sie auch frische Himbeeren, Erdbeeren oder Johannisbeeren verwenden. Im Winter nehmen Sie geschälte Apfelwürfel, die Sie leicht andünsten. Wenn Sie statt Hirse Couscous nehmen, dann ist dieses Frühstück in 5 Minuten fertig. Auch Amarant und Quinoa sind geeignet.

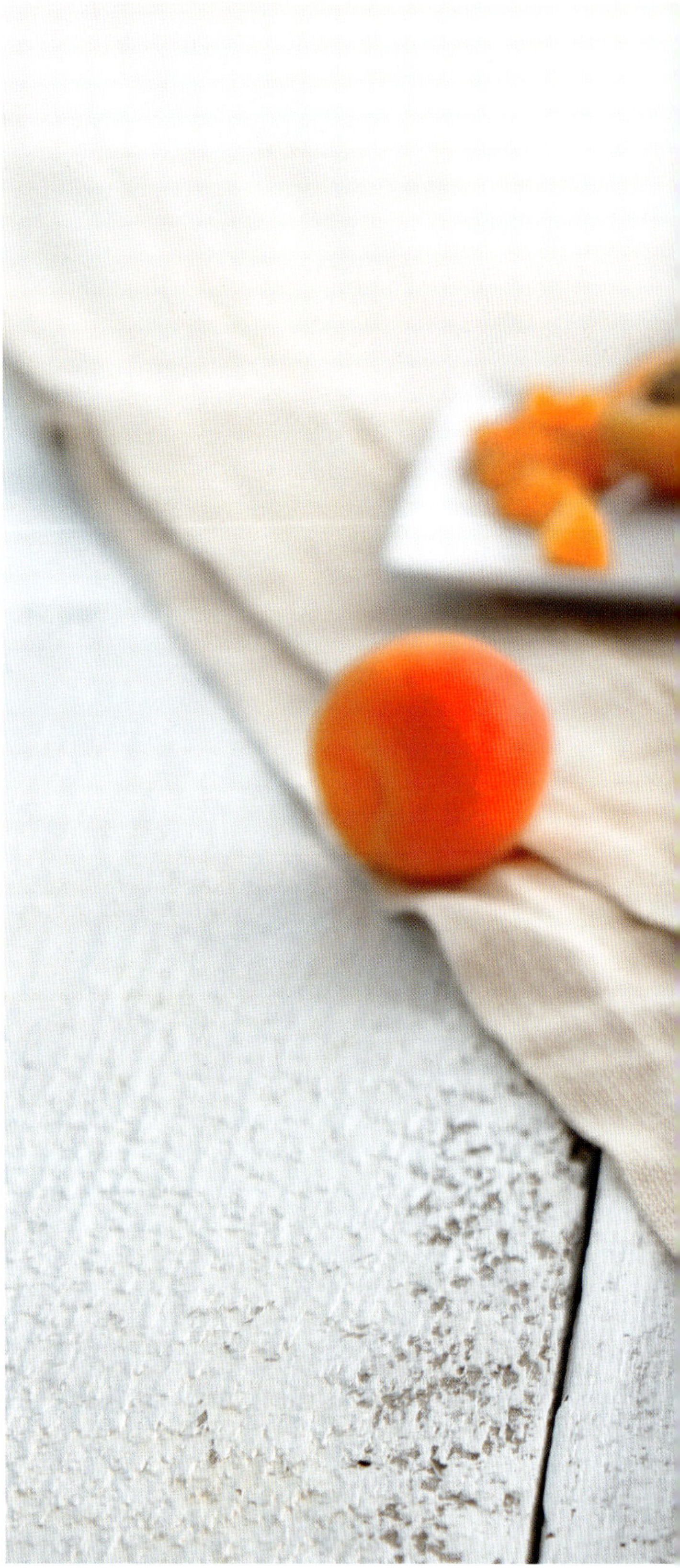

ÜBERGANG ZUR NORMALKOST

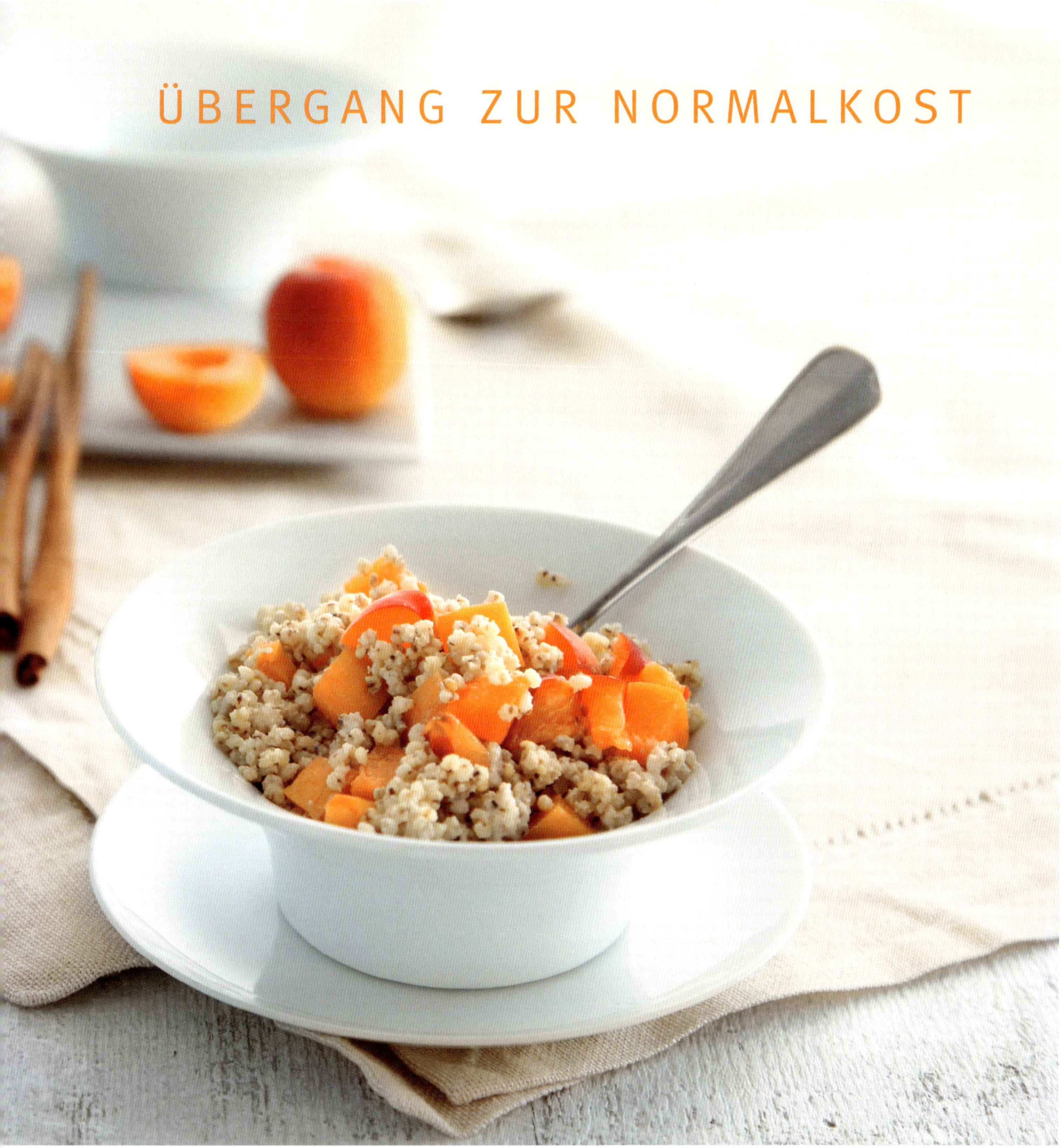

Übergang zur Normalkost

Beim Übergang zur Normalkost kommen nun auch Gerichte auf den Speiseplan, die zunehmend auch eine höhere Verdauungsleistung einfordern. Achten Sie weiterhin auf einen gleichmäßigen Tagesrhythmus, auf eine angenehme Atmosphäre bei den Mahlzeiten und halten Sie die erlernte Esskultur weiterhin aufrecht. »Erlaubt« beziehungsweise »verboten« bezieht sich immer auf Ihre individuelle Verträglichkeit und Bekömmlichkeit, die erfahrungsgemäß sehr unterschiedlich ist.

Frühstück Das Frühstück wird wieder reichhaltiger, es gibt noch mehr Auswahl. Neben den Frühstücksrezepten aus der ersten bis dritten Stufe sind nun auch Breie aus Hirse, Quinoa, Amarant oder anderen Getreidesorten und Obst möglich. Auch verschiedene Getreidemüsli stehen zur Auswahl. Allerdings sollten Sie weiterhin aufmerksam darauf achten, ob Sie es vertragen, wenn Sie Neues ausprobieren. Andernfalls kehren Sie ein bis zwei Stufen in der Candida-Diät zurück und arbeiten sich erneut Schritt für Schritt vor.

Mittagessen An sich haben Sie mit den Rezepten der Stufen 1 bis 3 schon sehr viel Auswahl, vor allem, wenn Sie auch die Zusatzanregungen am Ende der Rezepte beachten. Gleichwohl bieten wir Ihnen nun noch weitere Rezepte für Hauptgerichte, die dem Verdauungsapparat eine höhere Leistung abverlangen. Darüber hinaus finden Sie einige beliebte Desserts, die Sie sich an besonderen Tagen gönnen können.

Abendessen Das Abendessen sollte weiterhin von Bescheidenheit geprägt sein. Je weniger und je leichter Sie am Abend essen, desto besser werden Sie schlafen. Das Abendessen bleibt also im Großen und Ganzen noch so, wie es für Stufe 1 bis 3 empfohlen wurde. Für die nächsten Tage gilt daher: Essen Sie abends keine Rohkost und keine Salate. Das gilt auch für die Zeit nach der Candida-Diät. Essen Sie weiterhin die gewohnten warmen Pellkartoffelscheiben, einen Brotfladen oder ein Stück Sauerteigbrot mit den verschiedenen Aufstrichen, die Sie beliebig wählen können. Möglich sind auch kleine Portionen von den Gemüse- und Getreidegerichten, die Sie im Rezeptteil finden. Vorneweg gibt es eventuell 1 Tasse Gemüsepüreesuppe oder klare Gemüsesuppe mit Einlage. Vielleicht ist vom Mittag etwas übrig geblieben – ansonsten sind die Suppen schnell zubereitet. Besonders leicht sind gedünstetes Wurzelgemüse und Blattgemüse – zum Beispiel Karotten, Pastinaken, Mairübchen, Spinat und Mangold – lauwarm mit etwas kalt gepresstem Pflanzenöl und warmen Kartoffelscheiben serviert. Wenn Sie abends essen gehen, können Sie solch ein Gemüsegericht auch in italienischen Restaurants bestellen.

Bananenquinoa

Weich, warm und wohltuend

▶ Für 4 Personen

25 Min.

1 Tasse Quinoa (ca. 150 g) · 1 Prise Meersalz · 1 Msp. Nelkenpulver · ½ l Schafs- oder Kuhmilch · 2 Bananen

- Quinoa waschen und abtropfen lassen. Dann in einen Topf geben, kurz anrösten, salzen, Nelkenpulver zugeben und mit Milch aufgießen.
- Einmal aufkochen, zudecken und etwa 15 Minuten köcheln lassen. Kochplatte ausschalten und das Getreide zugedeckt – ohne umzurühren – weitere 15 Minuten darauf ausquellen lassen.
- Bananen schälen, würfeln und unter das fertige Quinoa mischen. Das Bananenquinoa in 4 Schalen anrichten und warm servieren.

Tipp

In der Beerensaison können Sie Erdbeeren, Himbeeren, Johannisbeeren oder Brombeeren zu den verschiedenen Frühstücksbreien geben.

Exotischer Amarant-Papaya-Brei

Fernweh zum Frühstück

▶ Für 4 Personen

25 Min.

1 Tasse Amarant (ca. 150 g) · ½ TL Ingwer · ½ Zimtstange · etwas Meersalz · ¼ l Wasser · ⅛ l Milch · ⅛ l Sahne · 1 säuerlicher Apfel · 1 kleine Papaya

- Den Amarant waschen und abtropfen lassen. Den Ingwer schälen und sehr fein schneiden. Amarant in einen Topf geben und kurz anrösten.
- Ingwer und Zimtstange dazugeben, salzen und mit Wasser, Milch und Sahne aufgießen. Einmal aufkochen, dann zudecken und etwa 15 Minuten köcheln lassen.
- Kochplatte ausschalten und das Getreide darauf zugedeckt – ohne umzurühren – weitere 15 Minuten ausquellen lassen.
- Das Obst waschen, schälen, Kerne und Kerngehäuse entfernen und in kleine Würfel schneiden.
- Die Zimtstange entfernen, das Obst unter das fertige Getreide mischen und warm servieren.

Hirsemüsli mit Ahornsirup

Ballaststoffreich

▶ Für 4 Personen

5 Min. + 5 Min. Ziehzeit

2 EL Walnusskerne · 2 säuerliche Äpfel · 1 Prise Meersalz · 1 EL Ahornsirup · 6 EL Hirseflocken (ca. 80 g) · 500 g dicker Schafsjoghurt

- Die Walnüsse grob hacken. Die Äpfel waschen, schälen und das Kerngehäuse entfernen.
- Die Äpfel grob in eine Schüssel raspeln und mit Salz, Ahornsirup, Walnüssen, Hirseflocken und Joghurt gut verrühren.
- Etwa 5 Minuten stehen lassen, dann in 4 kleinen Schälchen anrichten.

Tipp

Das Hirsemüsli kann nach der Candida-Diät mit etwas gutem Bienenhonig oder Birnendicksaft gesüßt werden. Garniert mit etwas Schlagsahne wird es zum besonderen (Augen-)Schmaus!

Haferflockenmüsli mit Apfel und Honig

Wohltuend

▶ Für 2 Personen

5 Min.

2 mittelgroße säuerliche Äpfel · 1 Bio-Schafsjoghurt (ca. 200 g) · 1 Msp. Zimtpulver · 1 EL Honig · 1 TL Zitronensaft · 2–3 EL Haferflocken, kalt gewalzt · 4 Blätter Zitronenmelisse

- Die Äpfel waschen, schälen, das Kerngehäuse entfernen und die Äpfel in kleine Würfel schneiden.
- Schafsjoghurt gut mit Zimt, Honig, Zitronensaft und Haferflocken vermischen. Apfelstücke unterheben, dabei ein paar zum Garnieren übrig lassen.
- Das Müsli ein paar Minuten stehen lassen, damit die Haferflocken etwas anziehen. In 2 Müslischalen anrichten und mit Apfelwürfeln, Zimt und Zitronenmelisse garnieren.

Tipp

Was auch immer Sie essen: Richten Sie es immer appetitlich auf einem hübsch gedeckten Tisch an. Zum Garnieren können Sie etwas geschlagene Sahne oder Schmand und Zitronenmelisse oder Minze nehmen.

Dinkelmüsli mit Quark

Cremig und gut

▶ Für 2 Personen

5 Min.

1 mittelgroßer Apfel · 1 kleine Papaya 1 EL Walnusskerne · 2 EL getrocknete Aprikosen · 1 Becher dicker Schafsjoghurt · 125 g bröseliger Quark · 1 Prise Meersalz · 1 TL Zitronensaft · 4 EL Dinkelflocken

- Apfel und Papaya waschen, schälen, das Kerngehäuse entfernen und die Äpfel in kleine Würfel schneiden. Walnüsse grob hacken, Aprikosen klein schneiden.
- Schafsjoghurt und Quark in eine Schüssel geben. Mit Salz, Zitronensaft, Apfel, Aprikosen, Walnüssen und Dinkelflocken gut vermischen.
- Vor dem Servieren ein paar Minuten stehen lassen, damit die Dinkelflocken etwas anziehen.

Griechischer Salat

Knackig, bunt und einfach lecker

▶ Für 4 Personen

10 Min.

300 g Gurke · 300 g Tomate · 2 grüne Paprikaschoten · 2 rote Zwiebeln · 250 g Schafsfeta · 1 kleiner Kopfsalat 1 Bund frisches Basilikum · 4 EL bestes kalt gepresstes Olivenöl · 4 EL Joghurt · 2 EL Aceto balsamico · Pfeffer aus der Mühle · etwas feines Meersalz · 4 EL Oliven

- Salat und Gemüse waschen und putzen. Von der Gurke die Enden wegschneiden und in Scheiben hobeln oder schneiden. Von den Tomaten den Strunk entfernen und in Spalten oder grobe Würfel schneiden. Strunk und Kerngehäuse von der Paprika entfernen und die Paprika grob würfeln.
- Zwiebeln schälen, halbieren und in feine Streifen schneiden. Den Schafskäse klein würfeln. Kopfsalat grob zupfen und mit Gemüse und Feta in einer Schüssel mischen.
- Basilikum von den Stielen zupfen und die Blätter grob schneiden. Olivenöl, Joghurt, Basilikumstreifen und Aceto balsamico verrühren und mit Pfeffer und wenig Salz abschmecken. Mit den Oliven über den Salat geben.

▶ Das passt dazu:

Fladenbrot (siehe Seite 68).

Zupfsalat mit Radieschen und Orange

Die ersten grünen Blätter

▶ Für 2 Personen

⏲ 10 Min.

100 g Zupfsalat oder Kopfsalat · 5 Radieschen · ½ Orange · einige Stängel Schnittlauch · etwas feines Meersalz · 2 EL bestes kalt gepresstes Olivenöl · 2 EL Schafsjoghurt oder Schmand · 1 EL Apfelessig

- Zupfsalat waschen und putzen. Radieschen waschen, Strunk entfernen und blättrig schneiden oder hobeln.
- Orange schälen und filetieren. Schnittlauch waschen und in Röllchen schneiden.
- Alle Zutaten gut durchmischen und den Salat in 2 Glasschalen anrichten.

Tipp

Blattsalate sind immer leichter bekömmlich als gemischte Salate mit Kraut und Gurken. Essen Sie den Salat nur mittags vor dem Hauptgericht.

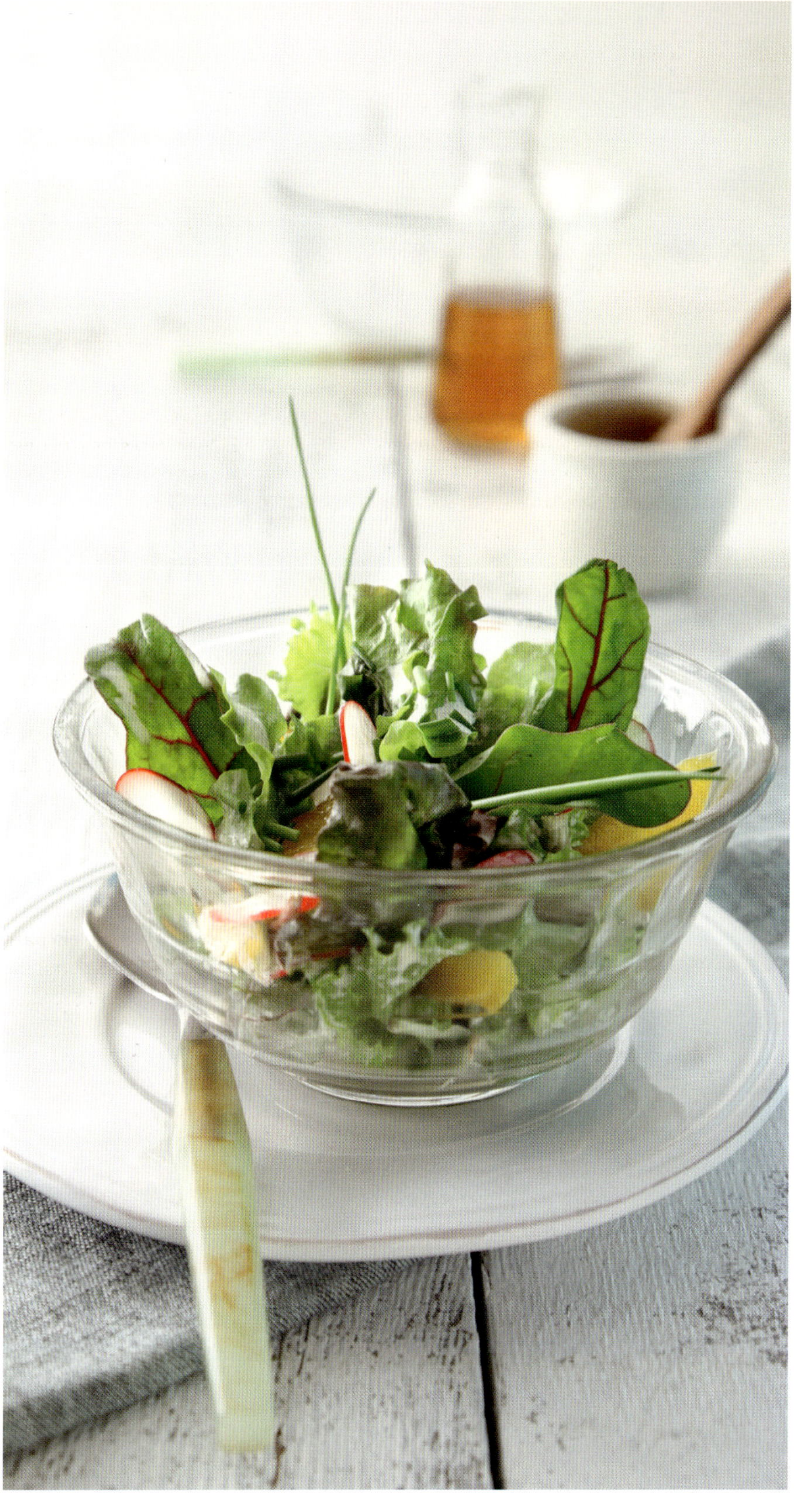

Zaziki

Als Dip zu Gemüse oder Brot immer ein Genuss

▶ Für 4 Personen

⏲ 10 Min. + 2 Std. Kühlzeit

500 g griechischer Joghurt (8 – 10 % Fett) · 1 große Salatgurke · 3 – 6 Knoblauchzehen · einige Stängel Schnittlauch · 1 TL frische Oreganoblätter · 3 – 4 EL bestes kalt gepresstes Olivenöl · ½ TL feines Meersalz · Pfeffer aus der Mühle

- Joghurt in einer großen Schüssel mit einem Schneebesen glatt rühren.
- Salatgurke waschen, die Enden entfernen, eventuell schälen, entkernen und mit einer groben Raspel raspeln. Salzen, kurz stehen lassen und dann möglichst viel Flüssigkeit ausdrücken. Die ausgedrückten Gurkenraspel zum Joghurt geben.
- Knoblauch schälen und fein hacken. Schnittlauch waschen und in Röllchen schneiden, Oregano grob schneiden. Knoblauch, Schnittlauch, Oregano, Olivenöl und Pfeffer zum Joghurt mischen.
- Das Zaziki zugedeckt im Kühlschrank mindestens 2 Stunden durchziehen lassen.

Tipp

Griechischer und türkischer Joghurt ist sehr fettreich und daher dicker und cremiger als hierzulande üblicher Joghurt. Sollten Sie keinen bekommen, dann können Sie normalen Joghurt mit etwas Quark oder Crème fraîche mischen.

Kalte Lauch- oder Bärlauchsuppe

In der heißen Jahreszeit besonders beliebt

▶ Für 4 Personen

⏲ 25 Min.

300 g Kartoffeln · 100 g Lauch oder Bärlauch · 1 EL Butter oder Pflanzenmargarine Alsan-S · ¼ l Gemüsebrühe oder Wasser · Meersalz · Pfeffer aus der Mühle · ⅛ l Sahne · 1 TL Zitronensaft · 4 EL Joghurt

- Kartoffeln waschen, schälen und würfeln. Lauch putzen, der Länge nach halbieren, gut waschen und in Ringe schneiden.
- Lauch und Kartoffeln in einem Kochtopf mit Butter anschwitzen.
- Mit Gemüsebrühe auffüllen, salzen, pfeffern und etwa 20 Minuten kochen lassen, bis die Kartoffeln weich sind.
- Bei Verwendung von Bärlauch diesen waschen, grob schneiden und jetzt erst mit der Sahne und dem Zitronensaft zugeben.
- Die Suppe fein pürieren – am besten im Standmixer.
- Mit Salz und Pfeffer abschmecken, erkalten lassen und mit je 1 Esslöffel Joghurt servieren.

▶ Variation:

Sie können die Kartoffeln auch weglassen und stattdessen geschälte Tomaten und Paprikaschoten sowie etwas Chili und Knoblauch nehmen. Kurz in Olivenöl andünsten, pürieren und mit etwas geriebenem Brot servieren.

Tagliatelle mit Pfifferlingen

Einfach und selbst gemacht

▶ Für 4 Personen

30 Min.

200 g Dinkelmehl · 2 Eier · 1 Eigelb · 2 EL Olivenöl · etwas Meersalz · 200 g Pfifferlinge · 2 Schalotten · ein paar Zweige Petersilie · 1 EL Olivenöl · 1 EL Butter · 1 Msp. Currypulver · etwas feines Meersalz · Pfeffer aus der Mühle · 60 ml Sahne · etwas Zitronenschale

- Für den Nudelteig Mehl, Eier, Eigelb, Öl und Salz zu einem geschmeidigen Teig kneten, in Klarsichtfolie einschlagen und etwa 20 Minuten ruhen lassen.
- Den Nudelteig zu dünnen Platten ausrollen, gut bemehlen und in ½ cm breite Streifen schneiden. Das geht am besten mit einer Nudelmaschine.
- Die Pfifferlinge putzen und waschen, dann je nach Größe halbieren oder vierteln. Die Schalotten schälen und klein schneiden. Petersilie waschen und fein schneiden.
- Butter und Öl erhitzen und Schalotten darin glasig schwitzen. Pfifferlinge zugeben, 2 – 3 Minuten anbraten, Curry zugeben, salzen und pfeffern. Die Flüssigkeit etwas einkochen lassen und Sahne, geriebene Zitronenschale und Petersilie zugeben.
- Die Nudeln in Salzwasser 3 – 4 Minuten al dente kochen, abseihen, auf zwei gewärmten Tellern anrichten und die Pfifferlinge darüber verteilen.

Tipp

Die Nudeln schmecken am besten, wenn das Getreide kurz vorher auf feinster Stufe frisch gemahlen wird. Sie können alle glutenhaltigen Getreide dazu verwenden. Glutenfreie Getreide können zur Hälfte dazu gemischt werden. Sollten Sie einmal frischen Trüffel bekommen, so lassen Sie die Pfifferlinge weg und hobeln Sie den Trüffel auf die fertigen Sahnenudeln.

Kartoffelgnocchi mit Salbei

Lecker – mit Dinkel

▶ Für 4 Personen

60 Min.

500 g mehligkochende Kartoffeln · 50 g Parmesan · 2 Eigelbe · 250 g Ricotta · 150 g Dinkel-Vollkornmehl · etwas feines Meersalz · Pfeffer aus der Mühle · 2 EL Butter · Muskatnuss, frisch gerieben · 10 frische Salbeiblätter

- Kartoffeln gründlich waschen und mit Schale im Kocheinsatz in etwa 50 Minuten weich dämpfen. Den Parmesan fein reiben. Die Salbeiblätter in feine Streifen schneiden.
- Die Kartoffeln noch heiß pellen und mit einer Kartoffelpresse durchdrücken.
- Mit Salz, Pfeffer und Muskat würzen. Eidotter, Parmesan, Ricotta und Dinkelmehl gut untermischen. Den Teig auf eine bemehlte Arbeitsfläche geben und Rollen von etwa 2 cm Durchmesser formen. Aus den Teigrollen etwa 2 cm große Stücke schneiden.
- Die Teigstücke mit gut bemehlten Händen zu Kugeln formen und diese mit dem Gabelrücken etwas flachdrücken.
- Die Gnocchi in sprudelndem Salzwasser etwa 2 Minuten kochen, bis sie nach oben steigen. Dann mit einer Schaumkelle herausheben und gut abtropfen lassen.
- Inzwischen die Salbeiblätter kurz in Butter anschwitzen und die abgetropften Gnocchi in die Salbeibutter geben. Kurz durchschwenken und auf gewärmten Tellern anrichten.

Tipp

Sie können die Gnocchi nach dem Kochen auch auf einem gelochten Blech abkühlen lassen und dann weiterverwenden. Als Beilage, für Aufläufe mit Tomaten oder einfach angebraten und mit Schafskäse bestreut. Dazu passt Blattsalat.

Wildbraten vom Reh, Hirsch oder Wildschwein

Liefert wertvolle Omega-3-Fettsäuren

▶ Für 4 Personen
15 Min. + 1½ Std. Garzeit

2 Möhren
½ Sellerieknolle
1 Stange Lauch
3 Knoblauchzehen
2 Zwiebeln
1 kg Wildbret (Keule oder Rücken)
Meersalz
Pfeffer aus der Mühle
2 EL Olivenöl
1 TL Thymian
1 EL Tomatenmark
¼ l Rotwein
¼ l Gemüsebrühe
3 Lorbeerblätter
1 TL Wacholderbeeren und Pimentkörner
2 Äpfel
1 EL Butter
60 ml Sahne
2 EL Preiselbeeren

- Das Gemüse waschen, schälen und klein schneiden. Knoblauch schälen und fein hacken. Zwiebel schälen und klein schneiden. Das Fleisch waschen, trocken tupfen und mit Salz und Pfeffer würzen. Den Backofen auf 160 Grad vorheizen.
- Fleisch in einem Bräter mit Olivenöl rundum gut anbraten und herausheben. Nun Zwiebel, Lauch, Knoblauch, Möhre, Sellerie, Thymian und Tomatenmark hineingeben und ein paar Minuten andünsten. Mit Rotwein und Gemüsebrühe aufgießen, salzen und pfeffern. Lorbeerblätter, Wacholderbeeren und Pimentkörner zugeben.
- Das Fleisch wieder dazugeben. Es sollte zu zwei Dritteln von der Flüssigkeit bedeckt sein. Den Bräter mit geschlossenem Deckel im Ofen etwa 1½ Stunden schmoren lassen.
- Inzwischen die Äpfel waschen, schälen, entkernen und in kleine Würfel schneiden. Nach etwa einer Stunde zum Wildbraten geben.
- Wenn das Fleisch weich ist, aus dem Bräter nehmen und warm stellen. Lorbeerblätter, Wacholder und Pfefferkörner entfernen.
- Den Bratensaft mit dem Gemüse und den Äpfeln im Standmixer fein pürieren. In den Bräter zurückgießen, mit Butter, Sahne und Preiselbeeren gut abschmecken. Das Fleisch portionieren und wieder zugeben.

Tipp

Wild ist ein ganz besonderes Fleisch: Die Tiere ernähren sich von Gräsern, Blättern, Schachtelhalmen, Farnen, Brombeeren und Knospen, haben genug Bewegung und speichern sogar die wertvollen Omega-3-Fettsäuren im Muskelfleisch, was sonst nur die Meeresfische tun.

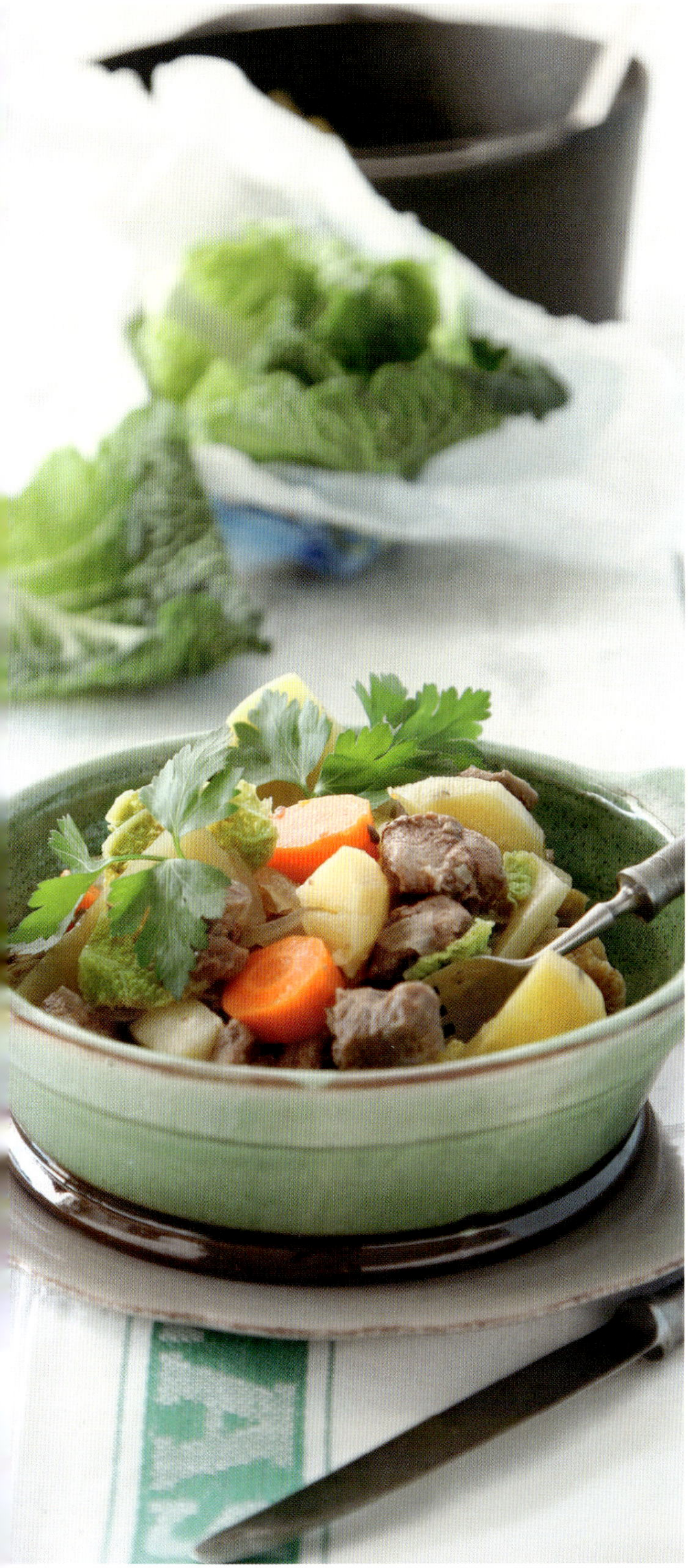

Irish Stew

Irischer Lammeintopf mit Wirsing

▶ Für 4 Personen

20 Min. + 1½ Std. Garzeit

500 g mageres Lammfleisch · 400 g Wirsing · 200 g Karotten · 200 g Pastinaken · 200 g Sellerie · 400 g Kartoffeln · 100 g grüne Bohnen · 2 – 3 mittelgroße Zwiebeln · 6 Knoblauchzehen · 2 EL Olivenöl · ¼ TL feines Meersalz · Pfeffer aus der Mühle · 1 TL Kümmel, gemahlen · 1 Tasse Gemüsebrühe · 2 EL Butter · ein paar Zweige Petersilie

- Den Ofen auf 180 Grad vorheizen. Das Fleisch waschen, trocken tupfen und würfeln.
- Alles Gemüse waschen und putzen. Wirsing in große Würfel schneiden. Karotten und Pastinaken schälen und in dicke Scheiben schneiden. Sellerie und Kartoffeln schälen und in größere Würfel schneiden. Bohnen in Stücke schneiden.
- Die Zwiebel schälen, halbieren und in Streifen schneiden. Knoblauch schälen und fein hacken.
- Das Olivenöl in einen großen Bratentopf mit Deckel geben, dann die Kartoffeln darauf verteilen, das Fleisch darauf legen, salzen und pfeffern. Nun nacheinander Zwiebel, Knoblauch, Bohnen, Wirsing und das Wurzelgemüse darauf schichten und wieder mit Kümmel, Salz und Pfeffer würzen.
- Die Gemüsebrühe angießen. Den Topf zudecken und das Stew auf dem Rost im Ofen 1½ Stunden garen. Die Petersilie hacken.
- Nach der Garzeit das Stew abschmecken, mit Butter verfeinern und mit Petersilie bestreuen.

▶ Variation:

Sie können auch Weißkohl für das Irish Stew verwenden. Mit etwas Vorsicht beim Kochen können Sie auch alles – wie einen Eintopf – in einem großen Topf anbraten und weich kochen.

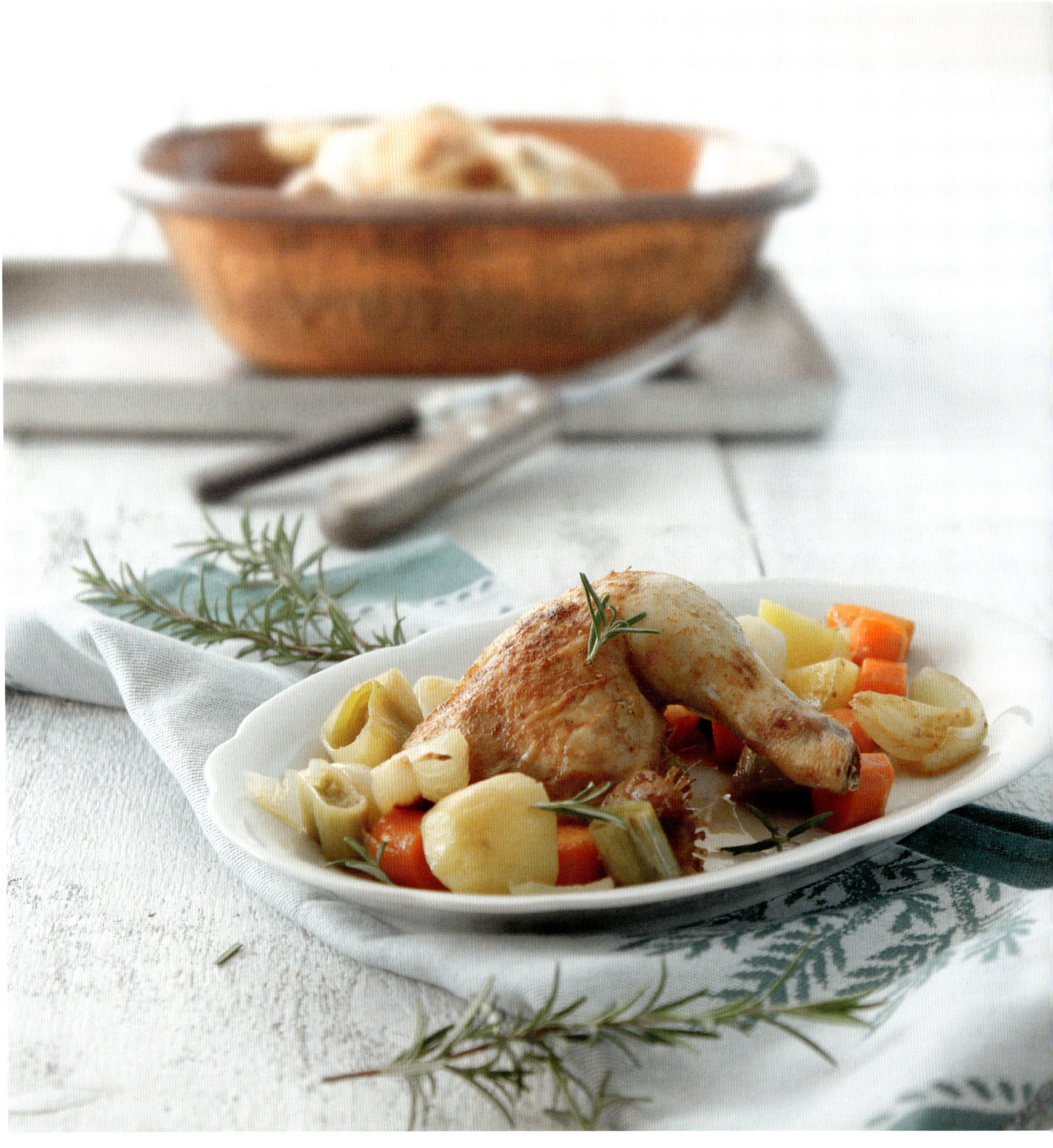

Brathähnchen aus dem Römertopf

Zart und saftig mit knuspriger Kruste

- Zuerst die Ober- und Unterseite des Römertopfes mindestens 30 Minuten vollständig bedeckt wässern.
- Das Brathähnchen innen und außen waschen und trocken tupfen. In einer kleinen Schüssel Öl mit Salz, Pfeffer, Paprikapulver und Zitronensaft verrühren und das Hähnchen innen und außen mit der Ölmischung einpinseln. 1 Teelöffel davon zurückbehalten. Das Hähnchen etwas ruhen lassen.
- In der Zwischenzeit das Gemüse und die Kartoffeln waschen und schälen. Lauch und Karotten in dicke Scheiben schneiden. Kartoffeln vierteln. Zwiebeln schälen und ebenfalls vierteln.
- Kartoffeln, Gemüse und Zwiebeln auf den Boden des Römertopfes legen und das Hähnchen mit der Brustseite nach unten darauf legen. Den Deckel aufsetzen und den Römertopf in den kalten Ofen auf mittlerer Schiene auf ein Rost setzen. Bei 180 Grad Ober- und Unterhitze etwa 1 Stunde backen.
- Danach den Deckel abnehmen, das Huhn wenden, mit der restlichen Ölmischung einpinseln und die Rosmarinzweige darüber verteilen. Den Rost eine Stufe höher schieben und das Hähnchen etwa 15 Minuten bräunen.
- Das Hähnchen herausnehmen, vierteln und mit dem Gemüse, den Kartoffeln und etwas Bratensaft auf vorgewärmten Tellern anrichten.

Tipp

Eine Flüssigkeitszugabe ist beim Römertopf nicht notwendig, der gewässerte Topf gibt genügend Flüssigkeit ab, sodass das Hähnchen wunderbar zart wird. Durch das erneute Einpinseln und die letzten 15 Minuten ohne Deckel wird die Haut schön knusprig – und der Ofen bleibt sauber. Wenn es schneller gehen soll, können Sie das Huhn auch vorher roh portionieren. Haben Sie keinen Römertopf, so geht es auch in einer Auflaufform oder auf einem Backblech im Ofen bei 200 Grad.

▶ Für 4 Personen

15 Min. + 30 Min. Einweichzeit + 1¼ Std. Garzeit

1 Brathähnchen
3 EL Olivenöl
¼ TL feines Meersalz
Pfeffer aus der Mühle
1 TL Paprikapulver, edelsüß
etwas Zitronensaft
4 Karotten
1 Stange Lauch
4 Kartoffeln
3 Zwiebeln
2 – 3 Zweige frischer Rosmarin

Gebratene Forelle mit Petersilienkartoffeln

Preisgünstig und lecker

▶ Für 4 Personen
50 Min.
8 mittelgroße Kartoffeln
1 Bund Petersilie
2 Zitronen
4 Forellen (oder Saiblinge, ausgenommen je ca. 250 g)
etwas Meersalz
Pfeffer aus der Mühle
etwas feines Dinkelmehl
4 EL Olivenöl
4 EL Butter

- Kartoffeln gründlich waschen und mit Schale im Kocheinsatz in etwa 45 Minuten weich dämpfen. Petersilie waschen und fein hacken. 1 Zitrone auspressen, die andere in 4 dicke Scheiben schneiden.
- Die Forellen waschen und putzen, mit Küchenkrepp abtupfen, salzen, pfeffern, mit etwas Zitronensaft beträufeln und in Dinkelmehl wenden. Abklopfen. Den Backofen auf 180 Grad vorheizen.
- Öl in einer großen, beschichteten Pfanne nicht zu stark erhitzen und je zwei Forellen darin auf jeder Seite langsam braten. Forellen aus der Pfanne nehmen und im Backofen etwa 10 Minuten durchziehen lassen.
- Bratfett aus der Pfanne abgießen und die Butter darin aufschäumen. Petersilie dazugeben und etwas salzen. Die gegarten Kartoffeln schälen und halbieren.
- Teller vorwärmen. Forellen anrichten, mit Zitronenscheiben garnieren und mit der Petersilienbutter beträufeln.
- Die Kartoffeln mit etwas Butter und Petersilie in der gleichen Pfanne kurz schwenken und dazu anrichten.

Tipp

Durch das langsame Braten in Öl werden die Fische schön knusprig und lassen sich leicht wenden. Bitte erst wenden, wenn die Unterseite bereits leicht gebräunt ist. Rasch gebratene Fische kleben dagegen leicht an und zerfallen beim Wenden. Diese Zubereitungsart ist auch als Müllerin Art bekannt. Mit Knoblauch-Petersilien-Butter spricht man von Triestiner Art.

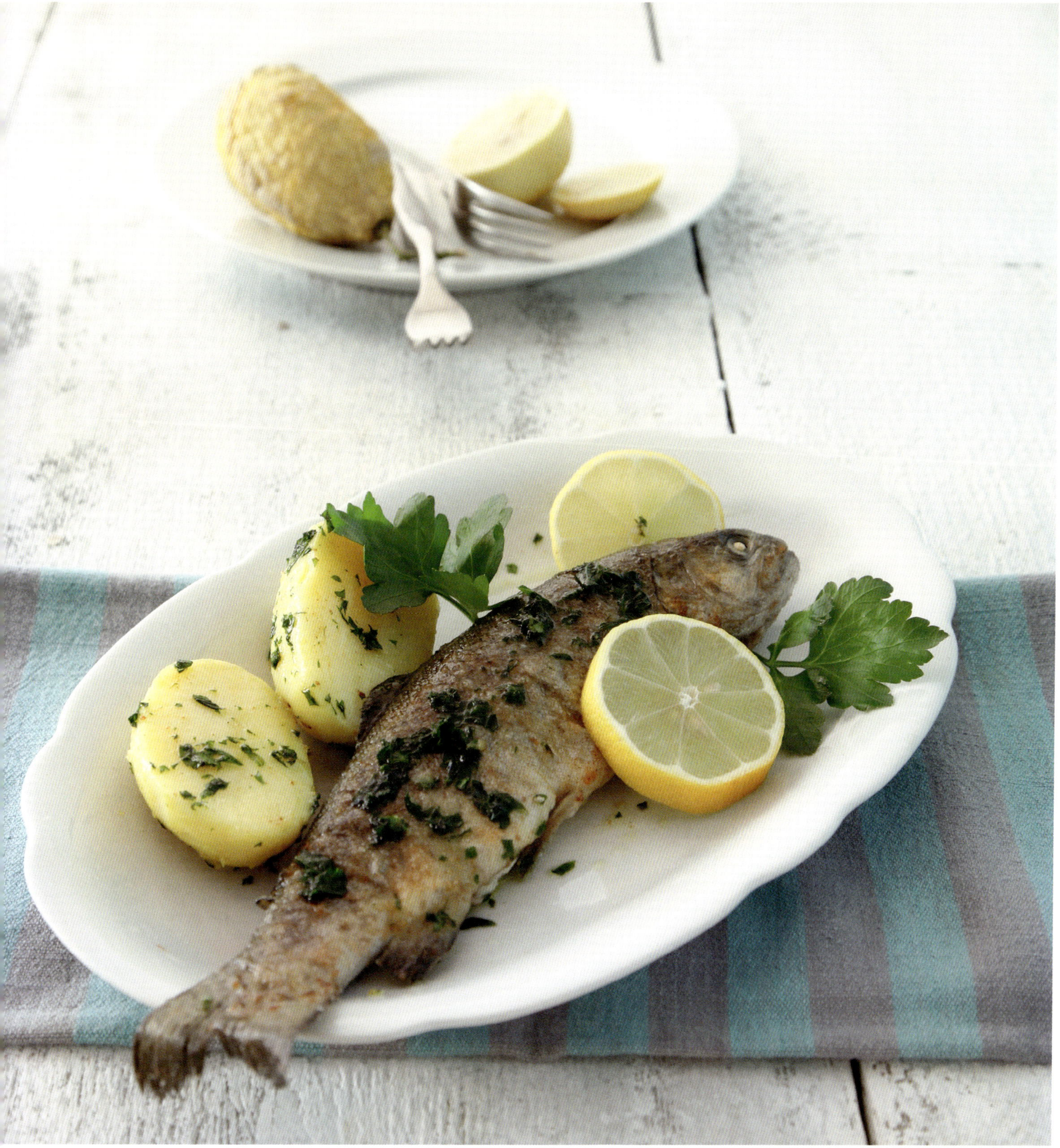

Apfelcreme mit Schafsjoghurt

Leicht und lecker

▶ Für 2 Personen

10 Min.

2 säuerliche Äpfel · 1 TL Butter · ¼ TL Ingwer, frisch · 60 ml Sahne · ¼ TL Zimt, gemahlen · 1 EL Honig · 1 Prise Meersalz · 120 g Schafsjoghurt · 4 Minzeblätter

- Die Äpfel waschen, schälen und das Kerngehäuse entfernen. Zwei Apfelspalten zum Garnieren zurücklegen, den Rest in kleine Stücke schneiden.
- Die Apfelstücke in einer Pfanne mit Butter und 2–3 Esslöffeln Wasser zugedeckt bei mäßiger Hitze etwa 5 Minuten dünsten.
- Ingwer schälen und fein hacken. Sahne steif schlagen. Apfel mit Zimt, Honig, Ingwer und einer kleinen Prise Salz im Cutter bzw. in der Moulinette pürieren, in eine Schüssel geben und erkalten lassen.
- Den Schafsjoghurt und die geschlagene Sahne mit einem Schneebesen vorsichtig unter das Apfelmus heben. Mit Apfelspalten und Minzeblättern garnieren.

Quarkauflauf

Luftiges Soufflé

▶ Für 4 Personen

30 Min.

2 Eier · 250 g Magerquark oder frischer Schafsquark · 130 g Schmand · 60 ml Milch · 3 EL Dinkelvollkornmehl · etwas Zitronenschale · 1 EL Honig · 1 Prise Meersalz · 1 TL Butter · 200 g Erdbeeren (frisch oder TK) · 4 Blätter Zitronenmelisse

- Den Backofen auf 200 Grad vorheizen. Eier in Eigelb und Eiklar trennen.
- Den Quark zügig mit Eigelb, Schmand, Milch, Mehl, Zitronenschale und Honig verrühren.
- Das Eiklar mit einer Prise Salz steif schlagen und untermengen.
- Butter zerlassen und eine kleine feuerfeste Auflaufform damit bestreichen. Die Quarkmasse einfüllen.
- Auf ein Gitter in die Mitte des vorgeheizten Backofens stellen und 15–20 Minuten backen. In der Zwischenzeit die Erdbeeren waschen, putzen, in Stücke schneiden und pürieren.
- Den fertigen Auflauf aus der Form stechen, auf 2 vorgewärmten Tellern anrichten und das Erdbeermus dazugeben. Mit Zitronenmelisse garnieren.

Tiramisu

Ein italienischer Genuss

▶ Für 4 Personen

15 Min. + 2–3 Std. Kühlzeit

4 Eidotter · 50 g brauner Zucker · 30 g Puderzucker · 400 g Mascarpone · 100 g Schmand · 4 cl Amaretto · 250 ml Espresso · 30 Löffelbiskuit · 1 EL Kakaopulver

- Zucker und Eigelb aufschlagen. Sobald die Masse schaumig ist, Mascarpone und Schmand unterrühren.
- Espresso, Amaretto und Puderzucker in einem flachen Gefäß gut vermischen und die Löffelbiskuits darin eintunken.
- Die getränkten Löffelbiskuits und die Mascarponecreme schichtweise in eine flache, eckige Form legen. Die letzte Schicht muss aus Creme bestehen. Diese glatt streichen und das Tiramisu 2–3 Stunden kühl stellen.
- Das Tiramisu vor dem Servieren mit Kakaopulver bestreuen.

▶ Variation:

Falls nötig, können Sie bei der Creme auch völlig auf Eigelb verzichten.

Dinkel-Apfel-Strudel

Etwas anders

▶ Für 8 Stücke

⏲ 20 Min. + 1 – 2 Std. Kühlzeit + 30 Min. Backzeit

200 g Butter · 200 g fein gemahlenes Dinkelmehl · 200 g Magerquark · 1 Prise Meersalz · 1 kg Äpfel · 6 EL Walnüsse · 2 EL Rum · 4 EL Rosinen · 2 EL Zimtpulver · 4 EL brauner Kristallzucker · 1 Ei

- Die Butter erwärmen. Mehl, Butter, Quark und Salz zu einem Teig verkneten, mit Klarsichtfolie abdecken und im Kühlschrank 1 – 2 Stunden ruhen lassen.
- Inzwischen für die Füllung die Äpfel waschen, schälen, Kerngehäuse entfernen. Die Äpfel in Scheiben schneiden, die Nüsse grob hacken. Apfelscheiben, Rum, Nüsse, Rosinen, Zimt und Zucker mischen.
- Den Teig halbieren und jeweils dünn zu einem Rechteck von etwa 30 × 40 cm ausrollen. Die Apfelfüllung auf die beiden Teigrechtecke verteilen, und zwar so, dass an den kurzen Seiten jeweils etwa 3 cm frei bleiben und an den langen Seiten jeweils 10 cm. Die Teigränder an den kurzen Seiten einklappen, dann den an den langen Seiten frei gebliebenen Teig zur Mitte hin über die Füllung schlagen, sodass der Teig oben doppelt liegt.
- Auf ein mit Papier ausgelegtes Backblech legen und die Oberfläche mit dem gut verquirltem Ei bestreichen und bei 200 Grad 25 – 30 Minuten backen.
- Kurz abkühlen lassen und mit etwas Zucker bestreuen.

▶ Variation:

Sie können den Apfelstrudel bei Zeitnot natürlich auch mit einem gekauften TK-Strudelteig zubereiten.

Hirseroulade mit Erdbeerfüllung

Gelingt mit jedem Mehl

▶ Für 8 Stücke

⏲ 20 Min.

3 Eier · 1 Prise feines Meersalz · abgeriebene Schale von 1 Zitrone · 1 Msp. Bourbonvanille, gemahlen · 2 EL Honig · 60 g Hirsemehl, fein gemahlen · 1 EL Sesam, geschält · 1 EL Minzeblätter · 250 g frische Erdbeeren · ¼ l Sahne

- Den Backofen auf 190 Grad vorheizen.
- Die Eier trennen. Eiweiß mit etwas Salz steif schlagen. Eigelb mit Zitronenschale, Vanille und 1 Esslöffel Honig einige Minuten lang mit dem Handmixer gut cremig rühren.
- Den Eischnee und das Hirsemehl per Hand mit einem Schneebesen vorsichtig unterheben, die Masse muss dabei kompakt bleiben.
- Ein Backblech mit Backpapier auslegen und die Masse daraufgeben. Mithilfe einer Teigkarte zügig daumenstark verstreichen und Sesam darüberstreuen.
- Auf der mittleren Schiene 8 – 10 Minuten backen, bis die Oberfläche leicht gebräunt ist.
- Dann aus dem Ofen nehmen, die Roulade mithilfe des Backpapiers auf ein zweites bemehltes Backpapier stürzen. Nun das erste Papier abziehen, mit dem zweiten Papier zu einer gleichmäßigen Roulade einrollen und 10 – 15 Minuten auskühlen lassen.
- Inzwischen die Minzeblätter grob schneiden, die Erdbeeren putzen, waschen, abtropfen lassen und in kleine Würfel schneiden. Die Sahne mit 1 Esslöffel Honig steif schlagen; Erdbeeren und Minze untermischen.
- Die Roulade aufrollen, das Papier entfernen, die Füllung gleichmäßig verstreichen und die Roulade eng einrollen. Mit einem Sägemesser in dicke Scheiben schneiden und anrichten.

Pilzfrei? Ihre Erfolgskontrolle

Wenn Sie die Candida-Diät durchführen, werden Sie merken, dass sich Ihre Beschwerden rasch bessern. Vielleicht beunruhigt Sie aber auch die eine oder andere Beobachtung. Besprechen Sie den Verlauf regelmäßig bei den Untersuchungen oder manuellen Bauchbehandlungen mit dem begleitenden Arzt beziehungsweise der begleitenden Ärztin.

Die häufigsten Beschwerden vor Beginn der Therapie sind Müdigkeit, Abgeschlagenheit, Leistungsabfall sowie mangelnde Konzentration. Hinsichtlich des Verdauungsapparates finden sich oft Stuhlunregelmäßigkeiten, die von Blähungen begleitet sind. Zum Teil verschlechtern sich diese Beschwerden nach bestimmten Mahlzeiten, besonders nach unverträglichen Lebensmitteln. Nicht selten kommt es zu Herzklopfen nach dem Essen.

Unzählige organbezogene Beschwerden führen zu einem sehr unterschiedlichen Beschwerdemuster der Candidamykose. Sie werden im Folgenden als »individuelle Organbelastungen« zusammengefasst.

Im AK-Test findet der Arzt oft eine generalisierte, hyperreaktive Muskeltestreaktion als Ausdruck der allgemeinen Stresssituation. Außerdem sind Reaktionen auf Candida-Antigen oder Histamin nachweisbar, die durch die spezifischen Pilzmittel ausgeglichen werden können. Im Lebensmitteltest zeigt sich oft eine Unverträglichkeit verschiedener Lebensmittel, am häufigsten gegenüber Hefe, Kuhmilch und Weizen.

Die 1. Woche – erste Erfolge

Durch die Kombination der optimalen Pilzmedikamente und der individuellen Candida-Diät werden die Pilze abgetötet und müssen nun ausgeschieden werden. In den ersten Tage treten daher zum Teil heftige Ausscheidungsreaktionen auf. Ihre bisherigen Beschwerden können sich verstärken oder es kommt zu Kopfschmerzen, Übelkeit oder Erbrechen. Daher ist es notwendig, die Ausscheidung zu unterstützen:

- reichlich trinken (Wasser, Kräutertee, Gemüsebrühe)
- Mineralstoffeinnahme (Basenpulver)
- Einläufe
- Colonhydrotherapie
- Leberwickel

Nach wenigen Tagen klingen die heftigen Reaktionen ab, und die Beschwerden verringern sich. Meist kommt es zuerst im Verdauungsapparat zu einer Verbesserung – die Blähungen gehen zurück, damit auch das Völlegefühl nach dem Essen, rasch verschwindet auch das Herzklopfen nach dem Essen. Zwischendurch bekommen Sie bereits eine Idee davon, wie es sein kann, sich wieder gut und leistungsfähig zu fühlen.

Die 2. Woche – deutliche Besserung

Zu Beginn der zweiten Woche können noch leichte Entgiftungsreaktionen auftreten – sie bessern sich jedoch schnell durch die unterstützenden Maßnahmen (Trinken, Basenpulver, Einläufe). Gegen Ende der zweiten Woche ist meist mit einer deutlichen Verbesserung der Verdauungsbeschwerden zu rechnen. Die Blähungen sind (fast) weg, das Völlegefühl verschwindet und auch nach dem Essen sind Sie wahrscheinlich weitgehend beschwerdefrei.

Erste individuelle Organbelastungen klingen ab, der Kopf wird frei und die Konzentration kehrt langsam zurück. Die Leistungsfähigkeit wird deutlich besser.

Im AK-Test zeigt sich häufig bereits eine normale Reaktionslage als Zeichen der generellen Verbesserung des Stoffwechsels und der allgemeinen Entspannung. Nach wie vor besteht eine Reaktion auf das spezifische Antigen von Candida albicans oder eine Reaktion auf Histamin mit einer ausgleichenden Reaktion auf verschiedene Pilzmittel. Das anfänglich verwendete Pilzmittel führt zu keiner Reaktion mehr, weshalb nun ein Wechsel der Medikation angezeigt ist.

Die 3. Woche – der Durchbruch

Der Durchbruch zeichnet sich ab – das Allgemeinbefinden bessert sich deutlich und die Leistungsfähigkeit kehrt langsam zurück. Die Müdigkeit tritt zwar zwischendurch noch auf, klingt jedoch insgesamt ab. Die »individuellen organbezogenen Beschwerden« verringern sich. Falls Sie Muskelbeschwerden hatten, gehen diese zurück, die Beweglichkeit der Gelenke ist fast wieder wie früher. Hautbeschwerden benötigen – ebenso wie Atembeschwerden (Asthma) – noch etwas Zeit.

Sie werden erfreut feststellen, dass die anfänglich empfindlichen Areale im Verdauungsapparat deutlich besser geworden sind. Wenn Sie selbst Ihren Bauch abtasten, erscheint dieser viel weicher, elastischer und nicht mehr so empfindlich. Auch bei der manuellen Bauchbehandlung findet Ihr begleitender Arzt weniger entzündliche Stellen und wird das auch lobend erwähnen.

Im AK-Test findet sich erstmals keine Reaktion mehr auf das Candida-Antigen. Oft zeigen jedoch noch die Alarmpunkte von Dünn- oder Dickdarm eine Empfindlichkeit des Verdauungsapparates an, und auch die spezifischen Pilzmittel erweisen sich als ausgleichend in der Muskeltestreaktion und sind somit nach wie vor therapeutisch hilfreich. Dieser Zeitpunkt ist oft ein kritischer im Therapieverlauf. Meist geht es bereits deutlich besser, einzelne Beschwerden sind verschwunden, weshalb Einzelne leider zu Leichtsinn neigen. Da der Verdauungsapparat aber noch nicht die gewünschte Stabilität hat, wirken sich derartige Diätfehler meist gravierend aus. Daher bitte noch etwas Geduld – setzen Sie die Diät konsequent fort.

Die 4. und 5. Woche – wie neu geboren

Nun ist die Zeit der »Feinabstimmung«. Die wiederkehrende Leistungsfähigkeit kann etwas leichtsinnig machen – aber Achtung: Diätfehler und der Versuch, ob schon etwas mehr als das Erlaubte möglich ist, könnten bitter bereut werden. Nachdem der Körper seine Sensibilität wiedererlangt hat, reagiert er jetzt besonders heftig.

Allmählich sind die meisten Beschwerden abgeklungen und Sie fühlen sich wie neu geboren. Wenn auch noch nicht alle individuellen Organbelastun-

PRAXIS

Test zur Erfolgskontrolle

Testen Sie auf der nächsten Seite selbst, wie wirkungsvoll die Therapie nach der ersten, zweiten und dritten Stufe war! Wenn die Beschwerden noch anhalten, befolgen Sie bitte die angegebenen Empfehlungen.

Erfolgskontrolle nach Stufe 1

nach 10 Tagen	besser	unverändert? Dann ...
Blähungen	❑	Getreide und versteckte Zucker überprüfen
Darmbeschwerden	❑	Ausscheidung verbessern
Herzklopfen (nach dem Essen)	❑	Getreide und versteckte Zucker überprüfen
Übelkeit	❑	Leberunterstützung, Basenpulver, Lebertee
Muskelkrämpfe	❑	Magnesium ergänzen, evtl. auch Kupfer (dann Leber unterstützen) oder Calcium
Kopfschmerzen	❑	Ruhe, Einläufe, Mineralstoffe ergänzen

Erfolgskontrolle nach Stufe 2

nach 20 Tagen	besser	unverändert? Dann ...
Müdigkeit, Abgeschlagenheit	❑	bitte noch etwas Geduld, kann noch Zeit benötigen
Leistungsfähigkeit	❑	bitte noch etwas Geduld, kann noch Zeit benötigen
Konzentration	❑	bitte noch etwas Geduld, kann noch Zeit benötigen
Darmbeschwerden	❑	Kontrolle der Medikation bzw. unverträglicher Lebensmittel
Hauterkrankungen	❑	Bäder, Ölanwendungen, kann noch Zeit benötigen
Zahnfleischentzündung	❑	Ölziehen, Mundspülungen mit Folsäure
Beschwerden des Bewegungsapparates	❑	langsame Mobilisierung, Massagen, Basenzufuhr, evtl. Infusionen

Erfolgskontrolle nach Stufe 3

nach 30 Tagen	besser	unverändert? Dann ...
Blähungen	❑	genaue Kontrolle aller Faktoren wie Medikation, Lebensmittel usw.
Müdigkeit, Mattigkeit, Abgeschlagenheit	❑	Unterstützung der hormonellen Regulation
Leistungsfähigkeit	❑	langsame Steigerung des Tagespensums, Mineralstoffzufuhr, Kontrolle auf Parasiten
Konzentration	❑	Unterstützung der hormonellen Regulation, Kontrolle auf Parasiten
Lebensmittelunverträglichkeiten	❑	Hefe sollte bereits verträglich sein, Milch und Weizen brauchen Zeit
Hauterkrankungen	❑	Ölanwendungen, Kontrolle auf Parasiten
Genital- bzw. Vaginalmykose	❑	Lokale Behandlung, genaue Kontrolle aller Faktoren wie Medikation, Lebensmittel usw.

gen abgeklungen sind, so ist auch hier eine deutliche Verbesserung eingetreten. Vor allem werden Sie eine Zunahme der Leistungsfähigkeit bemerken.

Oft haben Sie den Eindruck, dass der Verdauungsapparat wieder wie früher funktioniert. Die Reinigung mit Bittersalz, Glaubersalz oder Magnesiumcitrat kann langsam reduziert werden, sodass der Darm die Ausscheidungen nach und nach wieder selbstständig durchführen kann. »Blähungen – was ist das ...?« werden Sie fragen, und Müdigkeit, Mattigkeit, Abgeschlagenheit gehören ebenfalls der Vergangenheit an. Ein erfreulicher Nebeneffekt: Ihr Körpergewicht bewegt sich deutlich in Richtung Idealwert.

Im AK-Test finden sich eine normale Reaktionslage und kein Ansprechen mehr auf Candida-Antigen oder Histamin. Meist zeigen auch die Alarmpunkte von Dünn- und Dickdarm keine Reaktion mehr. Im Lebensmitteltest findet sich als Ausdruck der wiederkehrenden Leistungsfähigkeit keine Reaktion mehr auf Hefe. Allenfalls begleitende Lebensmittelunverträglichkeiten vor allem auf Kuhmilch und Weizen brauchen noch mehr Zeit. Diese Lebensmittel sollten Sie noch mindestens drei Monaten lang meiden.

Wenn der Erfolg (noch) ausbleibt

Eine gut geführte Pilztherapie führt in 4 bis 6 Wochen zum gewünschten Erfolg. Zwar verschwinden vermutlich nicht alle Lebensmittelunverträglichkeiten in dieser Zeit – das kann noch mehrere Monate dauern –, jedoch haben sich die Mehrzahl der Symptome deutlich gebessert beziehungsweise sind verschwunden.

Sollte nach 4 Wochen noch keine Besserung erkennbar sein, muss Ursachenforschung betrieben werden, denn eine Pilzbelastung ist immer nur Symptom. Im Folgenden werden einige Möglichkeiten genannt, warum eine Pilztherapie (noch) nicht erfolgreich war. Dann empfiehlt es sich, diese Störeinflüsse möglichst rasch zu beseitigen.

Mineralstoffdefizit Werden notwendige Mineralstoffe, Spurenelemente und Vitamine zu gering dosiert oder zu kurz verabreicht, so fällt der Organismus relativ rasch wieder ins Ungleichgewicht zurück. Das mindert die Leistungsfähigkeit des Immunsystems. Genaue Analysen geben Auskunft über den aktuellen Zustand und Bedarf an Vitalstoffen. Nach entsprechender Ergänzung geht es meist leichter und rascher.

Unverträglichkeiten nicht erkannt Während der Pilztherapie ging es Ihnen rasch besser, aber danach kehren die Beschwerden bald wieder? Dann war die Schonung während der Therapie zwar ausreichend, um offensichtliche Beschwerden (Blähungen) zu reduzieren, konnte aber keine grundlegende Änderung herbeiführen. Es ist nötig, Unverträglichkeiten herauszufinden und über einen längeren Zeitraum zu berücksichtigen.

Nicht optimale Medikation Nicht alle Pilzmedikamente sind – auch bei objektiv guter Wirkung gegenüber Pilzen – für jedermann gleich gut geeignet. Hier ermöglicht die AK-Testung ein individuelles Vorgehen. Durch einen Wechsel der spezifischen Medikamente wird ein Gewöhnungseffekt der Candida gegenüber der gewählten Arznei verhindert. Eine Rotation der Lebensmittel sowie der Arzneien verbessert die Effektivität der Therapie und sichert den Langzeiteffekt.

Befall der Nase und der Nasennebenhöhlen Auch nach einer konsequenten Darmbehandlung kann es zu einer Reinfektion aus der Nase beziehungsweise den Nasennebenhöhlen kommen. Inhalationen, nasale Reflextherapie und Ölziehen helfen hier relativ rasch.

Schimmelpilzbelastung Schimmelpilze in der Wohnung können eine permanente Stressbelastung darstellen. Sie schwächen das Immunsystem und reduzieren Mineralstoffe. Hier ist eine Sanierung des befallenen Wohnbereichs unbedingt notwendig, um langfristig eine Entlastung herbeizuführen.

Umweltbelastungen Ähnliches wie für Schimmelpilze gilt auch für klassische Umweltgifte. Im Wohnbereich sind es oft chlorierte Kohlenwasserstoffe, Formaldehyd oder Ähnliches. Auch starke berufliche Exposition gegenüber solchen Chemikalien kommt vor. Zudem ist auf Pflanzenschutzmittel, Insektizide und andere »Nervengifte« zu achten.

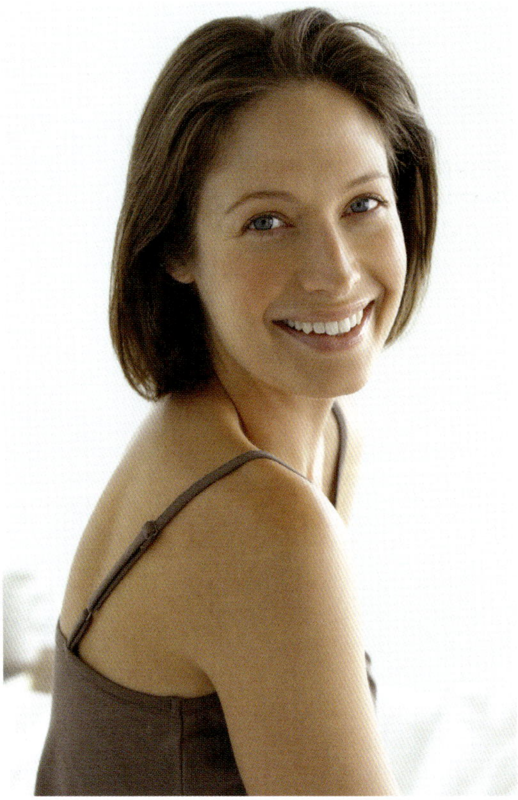

◀ Sie fühlen sich wie neugeboren? Dann war die Therapie erfolgreich.

Quecksilber – Amalgam Quecksilber aus Amalgamfüllungen gehört wohl zu den häufigsten Störfaktoren einer umfassenden Gesundung. Neben einer Beeinträchtigung des Immunsystems wirkt Quecksilber direkt antibiotisch, schädigt also unmittelbar die Darmflora. Eine Zahnsanierung ist – wenn auch manchmal langwierig und kostspielig – hier unbedingt notwendig, um langfristig einen guten, stabilen Gesundheitszustand zu garantieren.

Zahnstörfelder Aus der chinesischen Medizin wissen wir, dass jeder Zahn mit einem Regelkreis des Akupunktur-Meridian-Systems korrespondiert. Für den Verdauungsapparat sind es hauptsächlich die Backenzähne, grundsätzlich gilt dies jedoch für alle Zähne. Störend können zum Beispiel Entzündungen der Zahntaschen, Wurzelfüllungen, Entzündungen im Kieferknochen sowie tote Zähne wirken. Solche »Beherdungen« können die Therapie blockieren. Durch genaue Untersuchung – wieder mittels AK – lassen sich oft Ort und Art der Störung herausfinden. Nach Behandlung derselben bessern sich sowohl die lokalen Beschwerden als auch die Pilzbelastung.

Emotionaler Stress Starke emotional-mentale Belastungen führen manchmal zur »Flucht in die Krankheit«. Mangel an Zuwendung und Anerkennung sind hier ebenso zu nennen wie Schicksalsschläge, mit denen der Einzelne nur schwer fertig wird. Aber auch die Vorstellung, dass »sowieso nichts hilft« verhindert eine gesundheitliche Verbesserung. Hier sind einfühlsame Gespräche, positives Denken und Motivation notwendig, um die emotionalen Blockaden aufzubrechen. Auch eine Bachblüten-Therapie oder die Gabe homöopathischer Arzneien unterstützen den Prozess der notwendigen emotionalen Veränderung.

Parasiten Parasiten sind wie Bakterien, Viren und Pilze normale Lebewesen unserer Umwelt. Gerade bei wiederkehrenden Pilzerkrankungen ist auch an eine zusätzliche parasitäre Belastung zu denken, deren Behandlung dann vor der nächsten Pilzbehandlung durchzuführen ist. Hierfür stehen heute eine Reihe von ausgezeichneten Medikamenten zur Verfügung. Allerdings ist hier mit einer längeren Behandlung zu rechnen, da hierbei mehrere Lebenszyklen des Parasiten eingeschlossen werden müssen. Gerade bei Kindern und Jugendlichen sollte bei wiederkehrender Pilzsymptomatik unbedingt auf Parasiten untersucht werden.

Adressen

Für weitere Informationen wenden Sie sich an:

Internationale Gesellschaft der Mayr-Ärzte
Iglerstraße 51 – 53
A-6080 Igls
E-Mail: office@fxmayr.com

Internationale Ärztegesellschaft für Applied Kinesiology
Postfach 38
A-9330 Althofen
E-Mail: office@imak.co.at

VIVA – Das Zentrum für Moderne Mayr Medizin
Seepromenade 11
A-9082 Maria Wörth
Tel.: +43 4 27 331 117
Fax: +43 427 331 117-150
E-Mail: office@viva-mayr.com

Spezielle Arzneimittel

Apotheke Maria Hilf
Mag. Piskernig
Münzgasse 1
A-9100 Völkermerkt
E-Mail: apotheke@aon.net

pro medico
für Deutschland:
Pilotystr. 4
80538 München
www.purecaps.de
für Österreich:
Kärtnerstr. 294
8054 Graz
www.purecaps.at

Biogena Naturprodukte
Neutor Str. 21
A-5020 Salzburg
Tel.: +43 662 23 11 11
www.biogena.at

Rezept- und Zutatenverzeichnis

Stichwortverzeichnis

Bibliografische Information der Deutschen Nationalbibliothek
Die Deutsche Nationalbibliothek verzeichnet diese Publikation in der Deutschen Nationalbibliografie; detaillierte bibliografische Daten sind im Internet über http://dnb.d-nb.de abrufbar.

Programmplanung: Uta Spieldiener
Redaktion: Dr. Thamar Triebel

Umschlaggestaltung und Innenlayout:
Cyclus · Visuelle Kommunikation, Stuttgart

Bildredaktion: Dr. Thamar Triebel, Christoph Frick

Bildnachweis:
Umschlagfoto vorn: Stockfood
Umschlagfotos hinten: Chris Meier, Stuttgart
Umschlagklappe vorn: Chris Meier, Stuttgart
Umschlagklappe hinten: Foto links und rechts: Chris Meier, Stuttgart; 2. Foto von links: Imageshop; 2. Foto von rechts: stock.chng
Fotos im Innenteil: Chris Meier, Stuttgart: S. 4/5, 45, 48/49, 53, 57, 59, 63, 64, 68/69, 72, 76, 79, 83, 84, 88, 91, 96, 98/99, 105, 108, 111, 113, 117, 118, 123, 127, 128, 131; OJOimages/F1online: S. 6, 8/9, 14, 17, 20, 23, 29, 35, 39, 41, 46/47, 138; Stockfood: S. 3

6., vollständig überarbeitete Auflage 2013

Printed in Germany

Repro: Ziegler und Müller, Kirchentellinsfurt
Satz: Ziegler und Müller, Kirchentellinsfurt
gesetzt in: APP/3B2, Version 9.1 Unicode
Druck: AZ Druck und Datentechnik GmbH, Kempten

Gedruckt auf chlorfrei gebleichtem Papier

ISBN 978-3-8304-6794-6 1 2 3 4 5 6
Auch erhältlich als E-Book:
eISBN (PDF) 978-3-8304-6795-3
eISBN (ePUB) 978-3-8304-6796-0

Wichtiger Hinweis: Wie jede Wissenschaft ist die Medizin ständigen Entwicklungen unterworfen. Forschung und klinische Erfahrung erweitern unsere Erkenntnisse, insbesondere was Behandlung und medikamentöse Therapie anbelangt. Soweit in diesem Werk eine Dosierung oder eine Applikation erwähnt wird, darf der Leser zwar darauf vertrauen, dass Autoren, Herausgeber und Verlag große Sorgfalt darauf verwandt haben, dass diese Angabe dem **Wissensstand bei Fertigstellung des Werkes** entspricht.

Die Ratschläge und Empfehlungen dieses Buches wurden von Autor und Verlag nach bestem Wissen und Gewissen erarbeitet und sorgfältig geprüft. Dennoch kann eine Garantie nicht übernommen werden. Eine Haftung des Autors, des Verlages oder seiner Beauftragten für Personen-, Sach- oder Vermögensschäden ist ausgeschlossen.

Geschützte Warennamen (Marken) werden **nicht** besonders kenntlich gemacht. Aus dem Fehlen eines solchen Hinweises kann also nicht geschlossen werden, dass es sich um einen freien Warennamen handelt.

Die abgebildeten Personen haben in keiner Weise etwas mit der Krankheit zu tun.

SERVICE

Liebe Leserin, lieber Leser,

hat Ihnen dieses Buch weitergeholfen? Für Anregungen, Kritik, aber auch für Lob sind wir offen.
So können wir in Zukunft noch besser auf Ihre Wünsche eingehen. Schreiben Sie uns, denn Ihre Meinung zählt!

Ihr TRIAS Verlag
E-Mail-Leserservice: heike.schmid@medizinverlage.de
Lektorat TRIAS Verlag, Postfach 30 05 04, 70445 Stuttgart, Fax: 0711 89 31-748